행복한 숙면 전략
꿀잠이스트

꿀잠이스트

초판 인쇄	2025년 4월 22일
초판 발행	2025년 4월 28일
지은이	이누미야 요시유키
펴낸이	김재광
펴낸곳	솔과학
편 집	바다
디자인	문지호
영 업	최희선
등 록	제10-140호 1997년 2월 22일
주 소	서울특별시 마포구 독막로 295번지 302호(염리동 삼부골든타워)
전 화	02-714-8655
팩 스	031-422-4656
E-mail	solkwahak@hanmail.net

ISBN 979-11-7379-013-3 (03180)
ⓒ 솔과학, 2025

값 25,000원

※ 이 책의 내용 전부 또는 일부를 이용하려면 반드시 저작권자와 도서출판 솔과학의 서면동의를 받아야 합니다.

Sleep Wellness Master

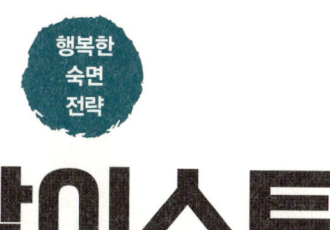

꿀잠이스트

이누미야 요시유키 지음

솔과학

서문

'꿀잠이스트'로의 여정

혹시 밤마다 깊은 어둠 속에서 홀로 뒤척이고 있지는 않나요? 어둠의 그림자 같은 불면증을 퇴치하려면 '꿀잠이스트'라는 새로운 정체성이 필요합니다. 불면증은 단순한 수면 부족의 문제를 넘어, '나는 왜 잠들지 못하는가?'라는 자기 회의와 '내일도 제대로 살 수 있을까?'라는 불안감이 뒤섞인 부정적인 자기 인식의 문제입니다. 밤마다 반복되는 불면은 스스로를 '수면에 취약한 존재'로 규정하게 만들고, 이러한 자기 인식은 다시 불안과 스트레스를 가중시켜 불면증을 심화시키는 악순환을 만들어냅니다. 따라서 불면증 극복의 첫걸음은 자신을 '꿀잠이스트'로 재정의하는 것에서 시작해야 합니다. 행동 과학 분야에서는 이를 '정체성 기반 행동 변화(Identity-based Habit Change)'라고 합니다. 연구에 따르면, 습관 변화의 85%는 이러한 자기 인식의 전환에서 시작됩니다.

정체성 기반 행동 변화는 개인이 자신의 정체성을 변화시킴으로써 행동을 지속적으로 변화시키는 접근 방식입니다. 이 개념은 심리학과 행동 과학의 연구를 기반으로 하며, 행동이 개인의 자기 인식과 깊은 연관이 있음을 강조합니다. 핵심 원리는 다음과 같습니다. 첫째, 사람들은 자기 정체성과 일치하는 행동을 하려는 경향이 있습니다. 예를 들어, 자신을 '건강한 사람'으로 인식하는 사람은 규칙적으로 운동하고 건강한 식사를 유지하려고 합니다. 둘째, 정체성 변화는 내적 동기부여를 강화하여 지속적인 행동 변화를 이끌어냅니다. 셋째, 작은 행동의 축적이 정체성을 강화하는 데 중요합니다. 작은 성공 경험이 쌓여 새로운 정체성을 형성하게 됩니다.

정체성 기반 행동 변화가 효과적인 이유는 인지부조화 감소, 내적 동기 강화, 그리고 지속 가능성에 있습니다. 예를 들어 '꿀잠이스트'라는 새로운 정체성을 받아들이면서 수면 습관 개선을 시작하면, 새로운 정체성과 이전의 수면 부족 상태 사이의 불일치를 줄이려는 동기가 생깁니다. 이러한 인지부조화를 해소하기 위해, 우리는 자연스럽게 새로운 정체성에 부합하는 행동을 선택하게 되고, 이는 곧 긍정적인 변화를 이끌어냅니다. 정체성과 일치하는 행동은 자연스럽게 유지되며, 외적 압박 없이 자발적인 변화를 유도합니다.

적용 방법으로는 구체적이고 긍정적인 자기 정체성을 설정하고, 작은 승리를 통해 새로운 정체성을 강화하며, 그것을 지지하는 환경을 조성하는 것이 좋습니다. 예를 들어, 수면 문제에 있어서 '불면증 환자'라는 정체성을 버리고 '꿀잠이스트'라는 새로운 정체성을 수용하면, 수면 일기를 작성하거나 취침 루틴을 수립하는 등의 행동 변화를 이끌어낼 수 있습니다. 정체성 변화는 행동 변화를 위한 근본적인 방법으로, 목표 설정 이상의 의미를 가집니다. 개인은 자신이 되고 싶은 모습에 맞춰 작은 행동을 꾸준히 실천함으로써 새로운 정체성의 강화와 지속 가능한 변화를 이룰 수 있습니다. 또한 '꿀잠이스트'라는 정체성을 더욱 확고히 다지기 위해 숙면에 도움이 되는 아늑한 침실 분위기를 조성하고, 스마트폰 사용을 줄이는 등 주변 환경을 의식적으로 변화시키는 것이 중요합니다.

이제부터 저는 여러분이 불면증이라는 어둠에서 벗어나 '꿀잠이스트'로 깨어나는 놀라운 변화의 여정을 안내하겠습니다. 함께 떠나보시겠습니까?

1. 평범한 세계

평범한 세계, 당신은 마치 시간에 쫓기듯 살아갑니다. 매일 아침 알람 소리에 눈을 뜨지만, 정작 당신의 내면은 충분한 휴식을 얻지 못해 지쳐 있습니다. 밤이 되어도 당신의 머릿속은 오늘 있었던 일과 내일 해야 할 일들로 가득 차, 잠자리에 들어도 불안하고 긴장된 마음을 좀처럼 가라앉힐 수 없습니다.

긴 하루를 보내는 사무실, 화면 앞에서 보내는 수많은 시간, 잠시도 멈추지 않는 생각들이 당신을 옥죄고 있습니다. 당신은 커피와 같은 각성제로 이러한 생활 패턴을 견디며, 잠시 기분을 전환하기 위해 짧은 휴식을 취하곤 합니다. 하지만 이는 잠시뿐, 결국 더 큰 피로감과 수면 부족으로 이어집니다.

이러한 반복되는 일상 속에서, 당신은 자신도 모르게 '좋은 수면'이라는 것을 잊은 채 살아갑니다. 밤이 깊어갈수록 답답한 마음만 커져가고, 당신에게 잠 못 이루는 밤은 일상이 되어버렸습니다.

얼핏 보기에 편안하고 안정적인 삶을 제공하는 듯 보이는 이 평범한 세계는, 실상 당신의 건강과 행복을 서서히 앗아가고 있습니다. 잠이 오지 않는 밤들, 뒤척이며 보낸 시간들은 당신에게 진정한 휴식의 소중함을 잊게 합니다.

이곳은 당신이 '꿀잠이스트'로의 여정을 시작하기 전 서 있는 곳, 피곤함과 수면 부족이 일상이 된 평범한 세계입니다. 하지만 이곳에서의 삶이 당신을 영원히 속박할 수는 없습니다. 당신은 꿀잠을 향한 여정의 첫걸음을 떼기 위해 이제 변화를 꿈꾸기 시작합니다.

2. 모험의 부름

어느 평범한 날, 당신의 삶에 변화의 바람이 불어옵니다. 그동안 잠을 단순히 시간을 보내는 것, 필수적인 수면 정도로만 생각했던 당신에게 꿀잠의 중요성과 그 무한한 가능성에 대한 깨달음이 찾아옵니다. 이 깨달음은 바로 당신을 향한 모험의 부름입니다. '꿀잠이스트'가 되어 진정한 휴식을 찾고 삶의 질을 한 단계 끌어올릴 기회가 바로 당신 앞에 놓인 것입니다.

이 부름은 다양한 방식으로 당신에게 다가옵니다. 친구의 조언, 우연히 읽게 된 수면의 중요성에 대한 기사, 혹은 잠 못 이루는 밤에 꾸는 꿀잠에 대한 꿈까지. 이 순간은 당신을 깊은 잠의 세계로 이끄는 첫걸음이 됩니다.

하지만 이 부름에 응답하는 일은 그리 단순하지 않습니다. 당신은 내면의 두려움과 의심에 직면합니다. '과연 내가 꿀잠을 얻을 수 있을까?', '이 모험은 나에게 너무 벅찬 것은 아닐까?' 당신의 마음속에서 의문이 소용돌이칩니다. 수년간 잠 못 이루는 밤을 보내온 당신에게 진정한 꿀잠이 가능하다는 사실은 믿기 어려울 수도 있습니다.

그러나 이러한 의심 속에서도 당신 안의 모험심은 꿈틀대기 시작합니다. 꿀잠을 통해 삶이 어떻게 변할지, 그 잠재력을 탐험하고 싶은 욕구가 점점 커져갑니다. 이제 당신은 이 부름에 응답할 준비가 되었습니다. 당신의 여정은 이제 막 시작되었으며, 이 모험을 통해 당신은 새로운 자신을 발견하게 될 것입니다. 이제 당신은 스스로를 '꿀잠이스트'로 재정의하며, 이 새로운 정체성이 당신의 행동을 변화시킬 것임을 알게 됩니다.

3. 멘토의 등장

정보의 홍수 속에서 헤매고, 평온한 밤을 향한 여정이 막막하게 느껴질 때, 당신에게 멘토가 찾아옵니다. 이 멘토는 단순한 조언자가 아니라, 수면의 지혜를 구현하고, 수면이 건강과 삶 전반의 행복에 미치는 심오한 영향력을 이해하는 사람입니다. 그들은 잠 못 이루는 밤의 어려움을 극복하고 다른 이들을 이끌 준비가 되어 있는 '꿀잠이스트'입니다.

당신의 멘토는 풍부한 경험을 지닌 수면 과학자, 수면 전문 코치, 또는 수면 습관 개선에 성공한 친구(바로 이 책의 저자!)일 수도 있습니다. 그들은 진정한 휴식을 선사하는 깊은 수면의 비밀, 숙면을 위한 최적의 환경 조성의 중요성, 그리고 긴장 완화를 통해 더 나은 잠을 얻는 방법을 아낌없이 공유할 것입니다.

멘토는 수면 과학의 세계로 당신을 안내하며, 수면 주기의 원리와 각 단계의 중요성을 알기 쉽게 설명합니다. 그들은 흔히 오해받는 수면에 관한 신화를 폭로하고, 더 나은 수면을 위한 생활 습관 변화에 대한 실질적인 조언을 제공합니다. 식습관 조정부터 잠자리에 들기 전 마음챙김과 이완 기법을 통합하는 것까지, 멘토는 필요한 모든 도구를 제공합니다.

무엇보다 중요한 것은, 멘토가 당신 스스로 수면 패턴을 개선할 수 있는 내면의 힘을 발견하도록 돕는다는 것입니다. 멘토는 당신이 자신의 몸의 소리에 귀 기울이고, 자신에게 맞는 수면 요구를 파악하며, 스스로에게 맞는 수면 습관을 만들어 나가도록 격려합니다. 멘토는 더 나은 수면을 위한 여정이 단순히 정해진 지침을 따르는 것이 아니라, 자신의 몸이 보내는 신호에 귀 기울이고 자신에게 진정 필요한 것을 존중하는 과정임을 강조합니다.

멘토의 현명한 조언과 든든한 지원 속에서, 당신은 '꿀잠이스트'라는 새로운 정체성을 강화하며, 자신감으로 충만해질 것입니다. 물론 앞으로도 쉽지 않은 순간들이 있겠지만, 이제 든든한 조력자가 당신 곁에 있습니다. 멘토의 따뜻한 격려와 현실적인 조언은, 당신을 평온한 밤, 달콤한 꿈으로 가득한 세계로 이끌 것입니다.

멘토와의 만남은 당신의 삶에 중요한 전환점이 될 것입니다. 멘토는 당신이 더 나은 수면을 향한 여정에서 결코 혼자가 아님을 일깨워줍니다. 멘토의 안내를 따라, 앞으로 마주할 어떤 어려움도 헤쳐나가고, 당신이 꿈꿔 온 평온하고 활력 넘치는 아침을 맞이할 수 있을 것입니다.

4. 시련과 도전

물론, 쉬운 여정은 아닙니다. 수면 패턴을 바꾸고, 적절한 수면 환경을 조성하고, 생활 습관을 조정하는 일은 결코 만만치 않은 과제입니다. 하지만 이 과정을 헤쳐나가는 동안 당신은 스스로의 한계를 뛰어넘으며 성장할 것입니다. 당신은 '꿀잠이스트'라는 정체성을 다지기 위해 이러한 도전에 맞서야 합니다.

수면 패턴을 바꾼다는 것은 단순히 일찍 자고 일찍 일어나는 것, 그 이상의 의미를 지닙니다. 그것은 당신의 몸이 스스로를 치유하고 재충전하는 데 필요한 충분한 휴식을 보장하는 과정입니다. 이 과정에서, 당신은 밤늦도록 당신을 잠 못 들게 하는 습관들과 마주해야 할지도 모릅니다. 스마트폰이나 컴퓨터 화면의 빛, 불규칙적인 식사, 과도한 카페인 섭취 등 우리의 일상 속에는 수면에 부정적인 영향을 미치는 요소들이 너무나 많기 때문입니다.

　최적의 수면 환경을 만드는 것 역시 중요한 과제입니다. 수면에 적합한 환경은 조용하고, 어둡고, 시원해야 합니다. 이상적인 수면 환경을 위해서는 방안의 소음을 최소화하고, 커튼이나 블라인드를 이용해 빛을 완벽하게 차단하고, 적절한 온도를 유지하는 것이 중요합니다. 이러한 조건들은 당신이 더 빨리 잠에 들고, 밤새도록 깊은 수면을 유지하는 데 도움을 줄 것입니다.

　생활 습관을 조정하는 것 또한 이 여정에서 빼놓을 수 없는 부분입니다. 건강한 식습관, 규칙적인 운동, 스트레스 관리, 모두 질 높은 수면을 위한 밑거름이 됩니다. 이는 단순히 좋은 수면 습관을 만드는 것을 넘어, 삶 전반의 방식을 개선하는 여정이기도 합니다. 건강한 생활 방식은 더 나은 수면뿐만 아니라 더 나은 삶을 위한 기초가 됩니다.

　이러한 시련과 도전 속에서, 당신은 자신의 한계를 시험하고 넘어서게 됩니다. 당신은 자신이 얼마나 강하고 끈기 있으며, 변화를 수용할 준비가 되어 있는지를 발견하게 됩니다. 이 모든 과정을 통해, 당신은 단지 수면의 질을 향상시키는 것 이상의 것을 얻게 됩니다. 당신은 자신감, 자기 통제력, 그리고 삶의 질을 향상시키는 데 필요한 습관과 기술을 개발하게 됩니다. 이것이 바로 '꿀잠이스트'로의 여정, 영웅의 수면 모험이 당신에게 줄 수 있는 참된 보상입니다.

5. 결정적 승리

수많은 노력 끝에 당신은 마침내 값진 승리를 거머쥐게 됩니다. 바로 깊고 편안한 '꿀잠'이라는 보물을 손에 넣은 것입니다. 이는 단순히 잠을 잘 자는 것을 넘어, 몸과 마음을 온전히 재충전하는 시간, 진정한 휴식과 회복을 의미합니다. 이제 당신은 밤이 오는 것을 두려워하지 않고, 오히려 꿈의 세계로 떠나는 것을 기대하며 즐기게 됩니다.

이 승리는 단순히 잠을 잘 자는 것 이상의 의미를 지닙니다. 깊고 질 좋은 수면은 건강한 신체와 마음을 유지하는 데 필수적입니다. 낮 동안 더욱 활기차고 집중력 있는 당신을 만나게 될 것이며, 스트레스에도 유연하게 대처할 수 있게 될 것입니다. 향상된 면역 체계, 긍정적인 마음가짐 역시 덤으로 따라올 것입니다.

이제 당신은 '꿀잠이스트'라는 새로운 정체성이 당신의 삶에 긍정적인 변화를 가져다줄 것임을 확신하게 됩니다. 꿀잠은 당신의 삶을 더욱 풍요롭게 만들 것입니다. 업무 효율성은 물론, 주변 사람들과의 관계에서도 긍정적인 에너지를 발휘하게 될 것입니다. 깊은 수면은 삶의 질을 근본적으로 향상시키고, 새로운 도전에 대한 자신감을 불어넣어 줄 것입니다.

'꿀잠이스트'로의 여정은, 곧 당신의 삶을 한 단계 더 발전시키는 여정입니다. 단순히 잘 자는 것을 넘어, 삶의 균형과 행복을 찾아가는 여정이 될 것입니다. 이제 당신은 밤이 오는 것을 기다리며, 꿈의 세계로 떠나는 것을 진정으로 즐길 준비가 되었습니다.

6. 귀환과 선물의 공유

값진 경험을 쌓아 '꿀잠이스트'로 거듭난 당신, 이제 다시 일상으로 돌아왔습니다. 하지만 이 특별한 경험을 혼자만 간직하기에는 너무나 소중합니다. 당신은 꿀잠을 통해 얻은 깨달음, 그 이상의 것을 사람들과 나누기로 결심합니다. 깊은 잠처럼 평온한 변화를 선물하고 싶은 마음, 진정한 휴식의 가치를 알려주고 싶은 마음에서 비롯된 것입니다.

당신은 이야기합니다. 꿀잠이 선물하는 놀라운 변화, 삶의 질을 향상시키는 수면의 힘, 그리고 진정한 휴식을 위한 여정에서 마주했던 도전들까지. 당신의 이야기는 숙면을 갈망하는 이들에게 따스한 위로와 희망을 전하며, 스스로의 수면 여정을 시작할 용기를 불어넣습니다.

나아가, 당신은 직접 경험을 통해 얻은 실질적인 조언과 유용한 팁들을 아낌없이 공유합니다. 덕분에 사람들은 당신이 겪었던 시행착오를 줄이고, 좀 더 수월하게 꿀잠에 다가갈 수 있게 됩니다.

당신의 이야기는 단순한 정보 전달을 넘어, 세상을 향한 따뜻한 '선물'이 됩니다. 당신의 이야기는 개인의 삶을 변화시키는 것은 물론, 건강하고 행복한 삶을 위한 긍정적인 기운을 불어넣습니다. 당신은 사람들에게 꿈과 현실, 양쪽 모두에서 더 나은 내일을 만들어갈 수 있도록 돕는 든든한 조력자가 되어줍니다.

'꿀잠이스트'로의 여정은 단순히 개인적인 성장을 넘어, 세상을 향한 따뜻한 나눔이 됩니다. 당신이 공유한 지혜와 경험은, 오늘도 수많은 사람들에게 꿀잠의 중요성을 일깨워주고 스스로의 삶을 개선하도록 이끌 것입니다. 당신의 새로운 정체성은 이제 다른 이들에게도 영감을 주게 됩니다.

7. 새로운 삶

'꿀잠이스트'로서 새로운 삶이 펼쳐집니다. 밤에는 깊고 편안한 잠에 흠뻑 빠져들고, 낮에는 넘치는 활력으로 생산적인 하루를 보냅니다. 잠자리에 들 때마다 꿈결 같은 여행을 떠나고, 아침에는 새로운 에너지로 충만하게 눈을 뜹니다. 이는 단순한 변화가 아닌, '꿀잠이스트'로서 진정한 삶의 시작을 알리는 서막입니다.

이제 당신은 자신의 삶을 넘어, 주변 사람들에게도 긍정의 씨앗을 뿌립니다. 당신의 경험과 지혜는 그들에게도 꿀잠의 달콤함을 선물하고 삶의 변화를 이끌어 낼 것입니다. 더 이상 피곤함이나 무기력함에 끌려다니지 않습니다. 매일을 새로운 기회로 맞이하며 잠재력을 마음껏 펼치고, 스스로를 세상에 마음껏 드러냅니다. 꿀잠이 선물한 변화는 놀랍습니다. 당신의 삶은 더욱 풍부하고 의미 있는 방향으로 나아갑니다.

'꿀잠이스트'로서의 삶은, 단순히 잠의 변화에 그치지 않습니다. 삶의 질을 높이고 매 순간을 가치 있게 채워나가는 여정입니다. 당신은 이제 하루하루를 충실하게 살아가며 자신과 주변 사람들의 삶에 긍정적인 영향을 주고 있습니다. '꿀잠이스트'로서의 진정한 여정은 지금부터 시작입니다. 이 여정은 단순한 수면 개선을 넘어, 당신의 정체성이 삶을 변화시키는 강력한 힘이 됨을 보여줍니다.

'꿀잠이스트'의 특징

1. 수면의 중요성을 깊이 인식하고 있다.
   (Chapter 2.)
2. 숙면을 위한 습관을 시스템화하여 가동하고 있다.
   (Chapter 3, 4.)
3. 일주일 중 대부분의 밤에 숙면을 취한다.
   (Chapter 5.)
4. 신체적, 정신적으로 좋은 컨디션을 유지하고 있다.
   (Chapter 2, 5.)
5. 수면 문제로 고민하고 있는 사람에게 도움을 줄 수 있다.
   (Chapter 1.)

프롤로그

'꿀잠이스트'의 시대: 수면과 산업기술의 대립과 조화

우리 삶에는 두 명의 강력한 '마법사'가 공존한다. 한 명은 '수면', 그리고 다른 한 명은 '산업기술'이다. 각자 우리 삶에 지대한 영향을 미치는 존재들이지만, 때로는 치열하게 대립하고, 때로는 놀라운 시너지를 만들어내는 역설적인 관계를 맺고 있다.

인류 역사와 함께 해 온 '수면'은 생존과 발전에 필수적인 요소였다. 우리 조상들은 수면을 통해 에너지를 재충전하고, 지친 몸을 회복하고, 뇌 기능을 활성화했다. 어쩌면 수면은 인류 진화 과정에서 탄생한 최초의 '마법사'였을지도 모른다.

초기 인류는 '분할된 수면'(biphasic sleep pattern) 패턴을 가졌을 것으로 추정된다. 즉, 하루 동안 두 번의 수면 주기를 가졌다는 것이다. 첫 번째 수면은 주로 일몰 후 몇 시간 동안 이어졌고, 이후 몇 시간 동안 깨어 있으면서 다양한 활동을 했다. 그리고 다시 두 번째 수면을 취하며 일출을 맞이했다.

초기 인류가 '분할된 수면' 패턴을 가졌던 이유는, 무엇보다도 인간의 생체 시계와 밀접한 관련이 있다. 인간의 생체 시계는 약 24시간 주기를 가지는데, 일출과 일몰은 이 리듬을 조절하는 가장 중요한 요인이다. 자연의 빛에 맞춰 인체는 활동과 휴식 시간을 조절하고, 자연스럽게 수면 패턴을 형성한다. 특히 일몰 직후부터 일출 직전까지의 시간이 길었기 때문에, 한 번에 잠을 청하기보다는 두 번에 나누어 자는 '분할된 수면' 패턴이 나타났던 것이다.

분할된 수면 패턴은 밤 중간의 불면을 통해 초기 인류에게 여러 가지 진화적 이익을 제공했다. 첫째, 이 시간은 포식자를 감시하고 위험을 조기에 감지하는 데 유리하게 작용했다. 둘째, 사회적 활동 시간으로 활용되어 이야기를 나누고 지식을 공유하며 관계를 강화하는 데 사용되었다. 셋째, 일부 연구에 따르면 이 시간대가 생식 활동에 유리하게 작용했을 가능성도 제기된다. 넷째, 추가적인 식량 섭취 시간으로 활용되어 에너지를 보충하는 데 도움이 되었다. 이러한 가설들을 바탕으로, 분할된 수면 패턴은 초기 인류의 생존에 다양한 이점을 제공했을 가능성이 높다.

이렇게 진화된 수면은 우리의 신체, 정신, 생리적 기능에 큰 영향을 미치므로 매우 중요하다. 우리 몸은 수면 중에 손상된 세포를 복구하고, 면역 체계를 강화하며, 에너지를 재충전한다. 특히 깊은 수면 단계에서는 성장 호르몬 분비가 활발해져 신체 성장과 조직 재생을 촉진한다. REM 수면 단계에서는 뇌가 하루 동안 경험한 정보를 처리하고 기억을 정리하며, 이는 학습과 기억력 향상에 기여한다. 인류는 다른 유인원들보다 REM 수면 비율이 높은데, 이는 인류의 뛰어난 학습 능력과 관련이 있을 것으로 추정된다. 반대로 수면 부족은 집중력, 창의력, 문제 해결 능력 등에 악영향을 미칠 수 있다.

하지만 현대 사회에서는 수면의 중요성이 경시되는 경우가 많다. 바쁜 현대인들은 적절한 수면 시간을 확보하는 데 어려움을 겪는다. 이러한 변화는 언제부터 시작되었을까? 그것은 아마 산업혁명의 시작과 함께 등장한 두 번째 '마법사', 즉 산업기술이 탄생한 이후부터일 것이다. 인간이 만든 이 마법사는 우리에게 밤을 낮처럼 활용할 수 있는 새로운 능력을 부여했다. 산업기술의 발전은 인간으로 하여금 햇빛의 흐름에 따른 자연스러운 생체리듬을 무시하게끔 만들었다.

전기의 등장은 인류의 삶을 송두리째 바꿔놓았다. 토마스 에디슨의 전구 발명(19세기 후반)은 밤을 밝히며 인간의 생활 패턴을 뒤흔들었다. 벤자민 프랭클린의 "일찍 일어나고 일찍 자는" 격언이 지배적이던 시대는 저물고, 밤을 새워 일하고 공부하는 시대가 열렸다. 산업혁명은 공장 야간 근무를 가능하게 하며 노동 시간을 연장시켰고, 특히 19세기 말 미국의 대도시에 도입된 전기 가로등은 더욱 활발한 야간 활동을 가능하게 했다. 일몰과 함께 휴식하고 일출과 함께 활동하던 과거와 달리, 전기 시대 이후 인간의 수면 시간은 점차 줄어들었다.

인류의 수면 패턴 역시 격변의 시기를 맞이했다. '분할된 수면' 패턴은 산업혁명과 전기의 도입 이전에는 보편적이었다. 산업화는 연속적인 작업 시간을 요구했고, 자연스럽게 연속적인 수면 패턴이 요구되었다. 사람들은 일몰 후에도 활동 시간을 늘려갔고, 야간 활동은 점차 일반화되었다. 이러한 생활 패턴의 변화는 수면 패턴을 근본적으로 변화시켰다. 밤은 더 이상 온전한 휴식 시간이 아니었고, 야간에도 일정 수준의 일과를 처리한 후 짧은 휴식을 취하는 패턴이 자리 잡았다. 이는 현대인들이 유지하게 된 '일체형 수면' 패턴(monophasic sleep pattern)의 출현 배경이다. 특히 공장 근로자들은 정해진 시간에 일하고 수면 시간을 조절해야 했기에, '분할된 수면' 패턴은 점차 사라졌다.

그러나 이러한 패턴은 아직도 일부 지역사회에서는 남아 있다. 전기 보급이 미비하거나 전통적인 삶을 유지하는 지역에서는 '분할된 수면' 패턴을 여전히 찾아볼 수 있다. 즉, '분할된 수면' 패턴은 산업사회 이전 인류에게 일반적인 수면 형태였다. 반면 현대 사회는 '일체형' 수면 패턴이 지배적인 시대가 되었다. 이는 수면 부족으로 이어져 건강에 악영향을 미치고 있다. 결국 전기는 인류에게 편리함과 더불어 수면과 건강에 대한 새로운 과제를 안겨준 셈이다.

디지털 시대의 도래는 이 두 마법사의 전쟁을 더욱 격렬하게 만들었다. 디지털 기기는 인류의 삶을 다시 한 번 뒤흔들었다. 21세기, 스마트폰과 태블릿 PC 등 개인용 디지털 기기의 보편화는 인류의 일상을 완전히 바꿔놓았다. 일몰 후 활동을 줄이던 사람들은 이제 밝은 화면 앞에서 24시간 활동할 수 있게 되었다. 이는 많은 사람들이 수면 시간을 줄이면서까지 활동을 이어가는 결과로 이어졌다. 직장인들은 야근을 하거나, 학생들은 밤늦도록 인터넷 강의를 듣는 등 수면 시간을 쪼개가며 살아가고 있다. 특히 SNS는 늦은 밤까지 사람들을 화면에 붙잡아 두는 주범이 되었다. 결국 우리의 생체리듬, 즉 수면-활동 주기가 깨지게 된다. 특히 블루라이드는 수면 호르몬인 멜라토닌 분비를 억제하여 수면의 질을 저하시킨다. 디지털 기기는 편리함과 동시에 수면 시간 감소, 생체리듬 교란, 수면의 질 저하라는 새로운 문제를 안겨주었다. 결국 우리는 새로운 생활 습관에 대한 고민을 요구받고 있다.

그러나 최근에는 수면의 중요성에 대한 인식이 점차 확산되고 있다. 우리는 수면이 건강, 학습, 창의성, 그리고 행복에 중요한 역할을 하는 것을 깨닫게 되었다. 이는 첫 번째 '마법사'인 수면이 다시금 우리의 삶에서 그 중요성을 인정받게 된 것을 의미한다. 이에 따라 산업기술, 즉 두 번째 '마법사'는 이번에는 수면을 돕기 위한 새로운 마법을 만들어냈다. 디지털 시대는 수면 패턴에 대한 이해를 넓히고, 이를 개선하기 위한 다양한 기술 발전을 이끌었다. 수면 추적 기술, 수면 향상 앱, 스마트 매트리스는 수면의 질을 향상시키고 건강을 관리하는 데 도움을 주는 대표적인 기술들이다. 수면 추적 기술은 사용자의 수면 패턴과 수면 단계를 면밀하게 분석한다. 웨어러블 기기를 통해 심박수, 움직임, 호흡 패턴 등을 추적하여 수면의 양과 질을 분석한다. 수면 향상 앱은 개인화된 피드백과 조언을 제공하며, 수면 중 소리를 분석하여 특정 수면 문제를 진단하기도 한다. 또한, 수면 중에 듣기 좋은 음악이나 명상 가이드를 제공하여 숙면을 돕는다. 수면 환경 개선을 위한 스마트 매트리스 또한 주목받고 있다. 체중 분포, 움직임, 심박수 등을 분석하여 최적의 수면 환경을 조성하고, 온도 조절 기능을 통해 이상적인 수면 환경을 제공하기도 한다. 수면의 중요성에 대한 인식이 확산됨에 따라, 이러한 기술들은 인류에게 더 나은 수면을 향한 희망을 제시하고 있다.

이처럼, 수면과 산업기술의 발전은 끊임없이 영향을 주고받고 있다. 산업기술의 발전이 수면을 해치기도 했지만, 반대로 우리의 수면을 보호하고 개선하는 역할도 하고 있다. 우리는 끊임없이 변화하는 수면과 산업기술 사이에서 건강한 삶을 위한 균형을 찾아야 한다. 그래야만 우리는 이 두 요소와 함께 삶의 주인공으로서의 역할을 충실히 수행할 수 있을 것이며, 건강하고 행복한 삶을 누릴 수 있을 것이다.

수면은 최강의 성공·웰빙 파이프라인이다.

이 책을 손에 든 당신이 꿈꾸는 이상적인 모습은 다음과 같을 것이다.

1. 아침에 깨어날 때 맑고 활기찬 기분으로 하루를 시작한다.
2. 낮 동안 집중력과 창의성을 발휘하고, 일과 공부에 매진할 수 있다.
3. 정기적으로 운동하고 건강한 식사를 챙겨 건강한 체중을 유지하고 있다.
4. 스트레스를 효과적으로 관리하며 감정적으로 안정되어 있다.
5. 사회적 관계가 원활하게 유지되며 친구나 가족과의 시간을 즐긴다.
6. 생활 습관이 규칙적이고 수면 환경을 쾌적하게 유지한다.
7. 주말에도 수면 패턴을 크게 바꾸지 않고 규칙적인 취침 시간을 유지하려 노력한다.

하지만 자신의 현실적인 모습은 다음과 같을지도 모른다.

1. 아침에 피로한 기분을 느끼며, 하루를 시작하기가 어렵다.
2. 낮 동안 졸음과 피로로 인해 집중력이 떨어지고, 업무나 공부에서 성과를 내기 어렵다.
3. 불규칙한 식사와 과도한 카페인 섭취로 식욕과 체중 관리에 어려움을 겪고 있다.
4. 스트레스와 감정 변동이 잦고, 정서적으로 불안정하다.
5. 사회적 관계가 부족하며, 친구나 가족과의 소통이 줄어들었다.
6. 수면 환경이 좋지 않고, 수면 습관이 불규칙하다.
7. 주말에는 수면 패턴이 불규칙해지며 불규칙한 수면 스케줄이 계속된다.

두 가지 모습의 핵심적인 차이는 바로 충분한 수면 여부다. 그리고 이러한 습관의 차이는 결국 수면의 중요성을 얼마나 인지하고 있는지에 달려 있다.

수면은 인생의 거의 모든 것을 좌우한다. 인생은 수면이라는 토대 위에 세워진 집과 같다. 토대가 무너지면 집도 함께 무너진다. 불면증은 많은 정신질환의 초기 증상이다. 반대로 단단한 토대 위에 세워진 집은 결코 쉽게 무너지지 않는다. 수면의 본질과 중요성을 알게 된다면, 당신의 인생은 마치 견고한 토대 위에 세워진 집처럼 굳건하게 설 것이다.

수면의 중요성을 역설하는 사람은 옛날부터 많았다. 최근에는 건강을 위해 가장 중요한 것은 수면이라는 주장을 뒷받침하는 연구 결과도 많이 나오고 있다. 개인적으로도 제대로 잠을 자지 못한 날이 식사를 제대로 하지 못한 날이나 운동이 부족한 날에 비해 악영향이 훨씬 크다는 것을 경험했을 것이다. 수면 부족의 악영향이 장기간 쌓이면 인생이 힘들어진다는 것도 경험했을 것이다. 하지만 우리는 바쁜 일상을 살아가면서 종종 수면의 중요성을 무시하거나 가볍게 여기게 된다.

그러나 잠을 줄여가며 열심히 살아가려 해도, 수면 부족은 오히려 업무 효율을 떨어뜨린다는 연구 결과가 있다. 실제로 수면이 부족한 회사원은 사기 저하, 생산성 및 창의성 감소, 행복도 저하, 게으름 등의 문제를 겪는 경향이 있다. 심지어 윤리의식 저하와의 연관성도 보고되고 있다. 결국 숙면은 비즈니스 성공의 밑거름이자 원동력이 된다.

또한 한국청소년정책연구원이 2021년에 실시한 '아동·청소년인권실태조사'에 따르면, 학업성적이 좋은 아동·청소년일수록 수면 시간이 긴 것으로 드러났다. 구체적으로, 학업 성취도가 높은 학생은 평균 7.6시간, 보통인 학생은 7.2시간, 학업 성취도가 낮은 학생은 6.4시간에 불과했다.[1] 이는 충분한 수면이 좋은 학업성적

---

1) 김영지·황세영·최홍일(2021), 아동·청소년인권실태조사, 블루노트통계Statistics, 62,

을 이끌고, 반대로 수면 부족은 학업 부진으로 이어질 수 있음을 시사한다. 만약 공부를 위해 수면 시간을 희생시키는 것이 현명한 전략이라면, 이러한 결과는 결코 나오지 않았을 것이다.

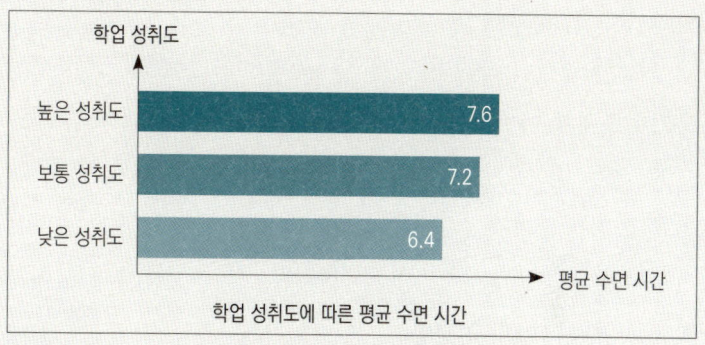

학업 성취도에 따른 평균 수면 시간

집중력, 승진, 수입, 인간관계, 연애, 건강 등 인생에서 중요한 거의 모든 것은 수면의 양과 질로 상당 부분 결정된다. 숙면을 취하는 사람은 자신의 컨디션을 스스로 조절할 수 있게 되고, 결과적으로 자신의 삶을 통제하며 원하는 인생을 살 수 있게 된다. 반면 수면이 부족하면 컨디션이 나빠져 삶을 제대로 관리하기 어려워진다. 괜히 '잠이 보약'이라는 말이 있는 게 아니다. 숙면을 통해 삶의 주도권을 잡는 사람이야말로 진정한 승리자일 것이다.

1-12. https://repository.nypi.re.kr/bitstream/2022.oak/2454/2/%EB%B8%94%EB%A3%A8%EB%85%B8%ED%8A%B8%ED%86%B5%EA%B3%84_vol.63-%EC%B5%9C%EC%A2%85.pdf.

앞서 언급한 주장이 사실이라면 국가 차원에서도 '잘 자는' 사람이 많은 나라가 '잘 사는' 나라가 된다고 볼 수 있을 것이다. 실제로 세계 각국의 평균 수면 시간과 1인당 GDP 사이에는 양의 상관관계가 나타난다. 즉, 평균 수면 시간이 길수록 1인당 GDP 또한 높은 경향을 보인다.[2]

이러한 경향은 조직 차원에서도 확인된다. 2022년 일본 게이오기주쿠대학 야마모토 이사무 교수 연구팀은 447개 기업 직원 6,992명을 대상으로 수면과 기업 이익률의 관계를 분석했다. 그 결과, 직원들의 평균 수면 시간이 긴 기업일수록 이익률이 높았고, 특히 수면 시간이 증가한 기업은 현재뿐 아니라 1년 후에도 이익률이 상승하는 경향을 보였다.

수면의 질 또한 기업 이익률과 유의미한 상관관계를 보였다. 수면의 질이 높은 기업일수록 이익률이 높았으며, 수면의 질 개선은 1년 후 이익률 상승으로 이어졌다. 특히, 수면의 질 상위 20% 기업은 2년 후에도 이익률 증가를 보였다.

한편, 이 조사에 참여한 직원들의 평균 수면 시간은 6.3시간이었다.[3]

최근의 한 연구에 따르면, 수면 시간이 긴 국가일수록 행복도

---

2) Troser, J. (2019), Which Countries get the most sleep? The Economist. https://www.1843magazine.com/data-graphic/what-the-numbers-say/which-countries-get-the-most-sleep.

3) 山本勲 (2022), 企業単位で見る、日本人の平均睡眠時間は「6.3時間」と低水準 1万人調査でわかった「睡眠」と「企業の利益率」の相関性, 睡眠シンポジウム2022. ログミーBiz. https://logmi.jp/business/articles/327046.

가 높은 것으로 나타났다.[4]

결과에 따르면 한 국가의 평균 수면 시간이 10분 증가할 때마다 행복 점수가 0.1~0.15점 상승하는 것으로 나타났다. 세계의 평균 행복 점수는 6.2점이었고 한국의 행복 점수는 세계 평균보다 낮은 5.9점이었는데, 국민의 평균 수면 시간을 30분 늘릴 수 있다면(6시간 28분에서 6시간 58분으로), 행복 점수 또한 세계 평균 이상으로 높아질 가능성이 있다.

물론 행복한 사람들이 더 오래 잠을 잘 가능성도 배제할 수 없다. 수면과 행복 중 어느 요인이 다른 요인에 더 큰 영향을 미치는지에 대한 추가적인 연구가 필요하지만, 두 요소가 서로 밀접하게 연관되어 있다는 점은 분명하다. 숙면은 행복한 삶의 중요한 요소이며, 동시에 행복은 숙면을 위한 필수적인 조건이라고 할 수 있다. 궁극적으로 이 책은 수면 문제와 불행의 악순환을 끊고, 숙면과 행복의 선순환 구조를 구축하고자 한다.

---

[4] Kamal, A. M. (2019), Can Sleep Duration Help Explain Differences in the Happiness Index Across Nations?, Economics, Sciendo, 7(2), 59-67.

10대 자산가의 수면관

다음은 세계 10대 자산가들(2024년 기준)의 수면에 대한 견해를 보여주는 발언들이다.

1. Elon Musk(일론 머스크): 테슬라와 스페이스X의 CEO로 혁신적인 기술로 세계 경제에 큰 영향을 미치는 인물.

"I sleep about six hours a night. In general, I try to sleep enough that my mind stays sharp."
"나는 밤에 약 6시간 정도 잔다. 일반적으로 내 정신이 날카롭게 유지될 만큼 충분히 자려고 노력한다."

2. Jeff Bezos(제프 베이조스): 아마존의 창립자이자 우주 탐사 회사 블루 오리진의 설립자로 전자상거래의 혁신을 주도한 인물.

"Eight hours of sleep makes a big difference for me, and I try hard to make that a priority."
"8시간의 수면은 나에게 큰 차이를 만들어내며, 나는 이를 최우선으로 삼기 위해 노력한다."

3. Bernard Arnault(베르나르 아르노): 루이비통 모에 헤네시(LVMH)의 CEO로 세계 최고의 명품 제국을 이끄는 프랑스의 기업가.

"Success comes when you have a clear mind and make the right decisions. Sleep helps keep your mind sharp."
"성공은 맑은 정신과 올바른 결정을 내릴 때 온다. 수면은 정신을 날카롭게 유지하는 데 도움을 준다."

4. Mark Zuckerberg(마크 저커버그): 페이스북(현 메타)의 창립자이자 CEO로 소셜 미디어와 가상현실 기술 분야를 선도하는 기업가.

마크 저커버그의 수면 철학은 단순히 휴식을 취하는 차원을 넘어선다. 그는 수면을 생산성과 창의성을 높이는 핵심 요소로 여긴다. 이를 위해 불필요한 선택을 줄이고 활동적인 생활 방식을 유지하며, 장기적 성공을 위한 전략적 접근법의 일환으로 수면을 관리한다.

5. Larry Ellison(래리 엘리슨): 오라클의 공동 창업자로 기술 업계에서 강력한 영향력을 가진 인물.

   "I don't sleep much. There's so much to do and I'd rather spend time working on my passions."
   "나는 많이 자지 않는다. 할 일이 너무 많고, 차라리 내 열정을 쏟는 일에 시간을 쓰고 싶다."

6. Larry Page(래리 페이지): 구글의 공동 창업자이자 알파벳의 전 CEO로 디지털 정보 혁명을 이끈 주요 인물 중 하나.

   "Sleep is essential, but so is using your time efficiently. Find a balance."
   "수면은 필수적이지만, 시간을 효율적으로 사용하는 것도 중요하다. 균형을 찾아야 한다."

7. Sergey Brin(세르게이 브린): 구글의 공동 창업자로 기술 혁신과 정보 검색에 중대한 기여를 한 인물이다.

   "I try to maintain a healthy sleep schedule because it affects my overall energy and creativity."
   "나는 건강한 수면 일정을 유지하려고 노력한다. 그것이 내 전반적인 에너지와 창의성에 영향을 미치기 때문이다."

8. Bill Gates(빌 게이츠): 마이크로소프트의 공동 창업자로 전 세계에 IT 혁명을 일으킨 인물.

"I used to sleep a lot less, but now I know how important rest is for long-term productivity."
"나는 예전에는 훨씬 적게 잤지만, 이제는 장기적인 생산성을 위해 휴식이 얼마나 중요한지 알게 되었다."

9. Steve Ballmer(스티브 발머): 마이크로소프트의 전 CEO이자 현재 NBA LA 클리퍼스 구단주로 활동하는 열정적인 리더.

"I'm not big on sleep. When I'm passionate about something, I get up early and get to work."
"나는 수면에 크게 신경 쓰지 않는다. 무언가에 열정을 느낄 때는 일찍 일어나서 일을 시작한다."

10. Warren Buffett(워렌 버핏): 버크셔 해서웨이의 CEO로 세계에서 가장 성공적인 투자자로 알려져 있는 인물.

"I get quite a bit of sleep. I like to sleep 8 hours a day

because that helps me think better."

"나는 꽤 많은 수면을 취한다. 하루에 8시간 자는 것을 좋아하는데, 그것이 나를 더 잘 생각하게 도와주기 때문이다."

세계 10대 자산가들의 수면관은 수면의 중요성과 접근 방식에 따라 수면 효율주의자(Sleep Optimizers)와 수면 필수주의자(Sleep Essentialists)라는 두 유형으로 분류할 수 있다.

수면 효율주의자는 시간이 한정되어 있으므로 수면 시간을 줄여 일과 자기개발에 투자하는 것을 선호한다. 이들은 최소한의 수면으로 최대의 효율을 추구한다.

- Elon Musk: 정신을 맑게 유지할 만큼만 자고 나머지 시간을 활용한다.
- Larry Ellison: 할 일이 많아서 수면보다 일에 집중하는 것을 선호한다.
- Larry Page: 수면도 중요하지만 시간 효율성을 강조하며 균형을 맞추려 노력한다.
- Steve Ballmer: 수면보다는 열정적인 일에 시간을 투자하는 것을 중시한다.

반면, 수면 필수주의자는 성공을 위해 건강한 신체 리듬과 정신적 안정이 중요하다고 보고, 충분한 수면을 통해 이를 확보하는 것을 중요시한다.

- Jeff Bezos: 8시간 수면을 꼭 지키려고 노력하며, 수면의 질이 업무 효율에 큰 영향을 미친다고 믿는다.
- Bernard Arnault: 맑은 정신과 올바른 판단을 위해 수면을 통한 재충전을 중요시한다.
- Mark Zuckerberg: 수면을 생산성과 창의성의 원천으로 여기고 전략적으로 관리한다.
- Sergey Brin: 수면이 에너지와 창의력에 영향을 미친다고 믿고 규칙적인 수면을 추구한다.
- Bill Gates: 과거에는 수면 시간이 적었지만, 이제는 장기적인 생산성을 위해 충분한 휴식의 중요성을 인지한다.
- Warren Buffett: 충분한 수면(8시간)을 통해 사고력을 향상시키고 더 나은 의사결정을 추구한다.

이처럼 10명의 자산가들은 수면에 대해 서로 다른 접근 방식을 가지고 있지만, 자신에게 맞는 방식으로 수면을 관리하고 활용하는 공통점이 있다. 수면 효율주의자는 시간을 극도로 효율적으로 사용하고자 하며, 짧은 시간을 자더라도 집중력을 유지하기 위한 자신만의 노하우가 있을 것이다. 한편, 수면 필수주의자는 장기적인 관점에서 건강과 지속적인 성공을 위해 수면을 필수적인 요소로 인식하고 투자하는 경향을 보인다. 수면 필수주의자는 "꿀잠이스트"의 자격이 충분하다.

앞서 언급된 10명의 자산가 중, 워렌 버핏이 "꿀잠이스트"의 특징을 가장 잘 구현하는 인물로 보인다. 그는 수면의 중요성을 깊이 이해하고 체계적인 습관을 갖추고 있으며 전반적인 웰빙을 유지하고 있다. 이런 점에서 그는 이 분야의 모범적인 인물이다.

수면의 중요성에 대한 인식: 워렌 버핏은 수면의 중요성에 대해 자주 강조하며, 매일 밤 약 8시간의 양질의 수면을 최우선으로 삼는다고 말한다. 그는 수면이 정신적 명료성과 의사 결정 능력을 크게 향상시킨다고 믿으며, 충분한 휴식을 통해 더 명확하게 사고하고 날카로운 판단력으로 투자 기회를 평가할 수 있다고 인터뷰에서 언급했다.

체계적인 수면 습관: 버핏은 일상에서 체계적인 접근 방식을 취하여 최상의 성과를 보장하기 위해 충분한 수면을 취한다. 그의 야간 루틴의 구체적인 세부 사항은 잘 알려져 있지 않지만, 그는 필요한 휴식을 취하면서도 생산성을 극대화하는 일정을 따르고 있다고 한다. 조용한 시간에 책을 읽고 명상하는 습관은 성공적인 경력뿐만 아니라 균형 잡힌 삶을 위한 그의 헌신을 반영한다.

일관된 수면 품질: 보고서에 따르면, 버핏은 일반적으로 일정한 수면 패턴을 유지하고 있다. 그는 전반적인 건강과 효율성을 유

지하기 위해 야간 휴식을 중요시한다. 수면이 인지적, 신체적 웰빙에 크게 기여한다는 것을 알기에, 충분한 휴식을 취하며 하루의 도전에 대비하려 한다.

신체적, 정신적 웰빙: 94세의 나이에도 워렌 버핏은 경력 내내 건강을 유지하는 것의 중요성을 보여준다. 그의 비교적 활동적인 라이프스타일은 규칙적인 식습관 및 정신적 자극과 결합되어 신체적, 정신적 건강을 유지하는 방법을 보여주는 모델이 된다. 수면을 우선시함으로써 그는 건강의 두 측면을 모두 지원하며 장수와 투자에서 지속적인 성공을 누리고 있다.

다른 사람을 돕는 능력: 워렌 버핏은 공식적으로 수면 컨설턴트는 아니지만, 수면의 중요성에 대한 공개적인 논의는 다른 사람들에게 영감을 줄 수 있다. 그는 수면과 정신적 명확성에 대한 자신의 철학을 공유함으로써 다른 이들이 좋은 수면 습관을 통해 생산성과 웰빙을 향상시키도록 동기를 부여할 수 있다.

결론적으로, 워렌 버핏은 세계에서 가장 부유한 사람들 중에서 "꿀잠이스트"의 대표적인 사례로 돋보인다. 그의 비즈니스 업적과 수면이 성공에 중요한 역할을 한다는 이해는 전술한 특징들을 구현하고 있다. 그는 투자와 웰빙에 대한 통찰력을 지속적으로 공유하며, 충분한 수면에 대한 그의 헌신은 생산적이고 만족스러운 삶을 위한 그의 철학의 근간이 된다.

행복한 수면 전략
— 건강과 성공의 평생 파이프라인 만들기 —

작전1 (현황 분석)
자신의 수면문제 파악

작전2 (목표 설정)
수면의 중요성 이해

작전3 (주요 작전계획 수립 및 구체화된 전술 실행)
서캐디언 리듬 조절

작전4 (보완 작전계획 수립 및 구체화된 전술 실행)
유해한 물질의 통제

작전5 (모니터링과 평가 및 개선)
효과 검증과 피드백

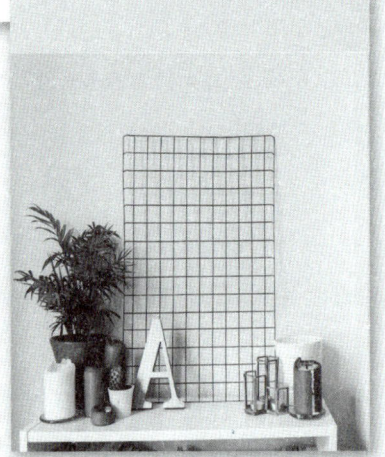

'꿀잠이스트'의 숙면 전략

이 책에서는 최고의 컨디션을 평생 유지하기 위한 체계적인 숙면 전략을 제시하고 독자 여러분이 이를 실생활에 적용할 수 있도록 돕고자 한다. 이 전략은 5개의 작전으로 구성되어 있다. 우선 (1) 자신의 수면 문제를 파악한 후, (2) 수면의 중요성을 인식하고, (3) 서캐디언 리듬(일주기 리듬)의 조절을 위한 구체적인 전술들을 선택하여 실천하는 것이 이 책에서 제시하는 숙면 전략의 핵심이다. 이러한 3개의 기본 작전은 전략 수립과 실행의 3단계에 해당된다. 각각은 현황 분석, 목표 설정, 주요 작전계획 수립 및 구체화된 전술 실행을 의미한다. 또한, 일부 사람들에게는 (4) 유해한 물질을 통제하는 보완 작전이 추가로 필요할 수 있다. 마지막으로 (5) 실행된 전략의 효과 검증과 피드백 과정으로 마무리된다. 이는 전략 실행의 모니터링과 평가 및 개선 단계에 해당된다.

작전 1. 자신의 수면 문제 파악(현황 분석)

- 한국인의 수면실태와 수면 문제의 다양한 원인에 대해 이해한다.
- 3차원 수면평가를 통해 자신의 수면 상태를 평가하고 어떤 문제가 있는지 파악한다.
- 사전 수면 로그분석을 통해 자신의 수면 패턴을 자세히 살펴보며 개선 방안을 찾는다.

작전 2. 수면의 중요성 이해(목표 설정)

- 충분한 수면의 장점과 수면 부채의 위험을 인식한다.
- 수면이 뇌 기능, 다이어트, 건강 등에 미치는 영향을 자세히 이해하고 달성하고자 하는 전략적 목표의 중요성을 확인한다.

작전 3. 서캐디언 리듬 조절
(주요 작전계획 수립 및 구체화된 전술 실행)

- 수면 시간부터 스케줄링하여 생체시계를 조절한다.
- 모닝 루틴을 통해 낮 시간에 활성화되는 '세로토닌'을 증가시킨다.
- 침실 환경을 최적화하여 밤에 분비되는 '멜라토닌' 생성을 돕는다.
- 취침 전에 심부체온을 낮추기 위해 적절한 방법을 사용한다.
- 낮에는 활동하고 밤에는 긴장을 완화시켜 자율신경계를 조절한다.

작전 4. 유해한 물질의 통제
(보완 작전계획 수립 및 구체화된 전술 실행)

- 알코올과 당의 과다 섭취를 통제하고 적절한 섭취량을 유지한다.
- 카페인과 니코틴을 적절히 조절하여 수면에 미치는 영향을 최소화한다.

작전 5. 효과 검증과 피드백 과정(모니터링과 평가 및 개선)

- 계획한 전략의 실행 결과를 사후 수면 로그에 기록한다.
- 수면 패턴과 관련 요인들을 계속적으로 평가하고, 필요한 경우 전략을 조정하여 개선해 나간다.

'꿀잠이스트'의 특징과 숙면 전략의 관계

1. 수면의 중요성을 깊이 인식하고 있다. (⇐ 작전 2)
2. 숙면을 위한 습관을 시스템화하여 가동하고 있다. (⇐ 작전 3, 4)
3. 일주일 중 대부분의 밤에 숙면을 취한다. (⇐ 작전 5)
4. 신체적, 정신적으로 좋은 컨디션을 유지하고 있다. (⇐ 작전 5)
5. 수면 문제로 고민하고 있는 사람에게 도움을 줄 수 있다. (⇐ 작전 1)

숙면 전략을 구성하는 5개의 작전을 성공적으로 실행함으로써 '꿀잠이스트'의 다섯 가지 특징이 강화된다. 우선, 작전 1을 통

해 자신의 수면 문제를 파악함으로써 '꿀잠이스트'의 다섯 번째 특징인 '수면 문제로 고민하고 있는 사람에게 도움을 줄 수 있는 능력'의 기초가 형성된다. 다음으로, 작전 2를 통해 심화되는 '수면의 중요성 이해'는 '꿀잠이스트'의 첫 번째 특징이다. 작전 3과 작전 4를 통해 자신에 맞는 숙면을 위한 작전 계획을 수립하고 구체화된 전술을 실행함으로써 '꿀잠이스트'의 두 번째 특징인 '숙면을 위한 습관의 시스템화'가 가능해진다. 개인적인 숙면 전략의 효과 검증과 피드백 과정인 작전 5를 수행하면서 '꿀잠이스트'의 세 번째 특징인 '일주일 중 대부분의 밤에 취하게 되는 숙면'과 네 번째 특징인 '신체적, 정신적 컨디션의 최적화'를 확인할 수 있다.

이상과 같은 숙면 전략은 건강심리학을 강의해온 필자가 수면 전문가들이 쓴 20여 권의 서적과 100편 이상의 최신 연구 논문을 참고하여 개발한 방법으로, 실제로 필자도 실천하여 그 효과를 실감하고 있는 과학적 근거가 확실한 해결책이다.

필자는 대학의 평생교육원에서 건강심리학을 강의하면서, 사용하고 있던 교과서에 수면 관련 내용이 부족한 것을 느끼고 있었다. 운동이나 영양에 관해서는 한 챕터씩 다루고 있는데 수면에 관한 챕터는 없었기 때문이다. 또한 나이가 들면서 생긴 신체의 변화와 계속되는 음주 습관, 유튜브와 넷플릭스 시청 등으로 인해 생긴 자신의 수면 문제를 해결하고 싶은 마음도 절실했다. 그래서 1년 6개월 동안 수면의 본질과 숙면법에 관해 연구하여 개발한 것이 이 책에서 소개하고자 하는 숙면 전략이다.

이 숙면 전략은 건강하고 성공적인 삶을 위해 수면에 관한 실용적인 조언을 찾는 독자 여러분께 큰 도움이 될 것이다. 이 책은 독자들이 수면 문제를 해결하여 풍요로운 삶을 위한 평생의 '천연 파이프라인'을 만드는 숙면 안내서다. 지금 바로 이 책을 통해 여러분만의 숙면 전략을 세우고 실천해서, 충분한 수면이 선사하는 놀라운 변화를 직접 경험하고 행복한 미래를 만들어 나가시길 바란다.

차 례

서문 '꿀잠이스트'로의 여정 · 4

프롤로그 '꿀잠이스트'의 시대: 수면과 산업기술의 대립과 조화 · 16
수면은 최강의 성공·웰빙 파이프라인이다 · 22
10대 자산가의 수면관 · 28
'꿀잠이스트'의 숙면 전략 · 37

Chapter 1.
작전 1: 자신의 수면 문제를 파악하라!

1. "잠은 자고 다니냐?": 한국인의 수면실태 · 46
2. "내 수면 상태는 괜찮은가?": 3차원 수면평가 · 55
3. 사전(事前) 수면 로그 분석 · 69

Chapter 2.
작전 2: 충분한 수면의 혜택과 수면 부채의 리스크를 인식하라!

1. 뇌기능 향상 vs. 뇌기능 저하 · 94
   (1) 수면 부족의 인지적 영향 · 94
   (2) 수면 부족의 정서적 영향 · 104
   (3) 수면 부족의 동기적 영향 · 116

2. 다이어트 성공 vs. 식욕 통제력 상실 • 122
3. 건강 증진 vs. 질병 위험성 증가 • 133

Chapter 3.
작전 3: 서캐디언 리듬을 잡아라!: "숙면을 위한 파도타기"

1. 서캐디언 리듬 • 146
   전술1. 맨 먼저 수면 시간부터 스케줄링 하라 • 155
   전술2. 생체시계를 매일 리셋하라 • 155
   전술3. 수면-각성 리듬을 확립하라 • 161
2. 뇌내물질 • 166
   (1) "낮의 뇌내물질" 세로토닌 생성: 모닝 루틴 • 166
   (2) "밤의 뇌내물질" 멜라토닌 생성: 침실 환경 최적화 • 171
3. 심부체온: 입욕의 역설 • 178
4. 자율신경계 • 195
   (1) "낮의 신경" 교감신경계 활성화: 낮 시간의 활동 • 195
   (2) "밤의 신경" 부교감신경계 활성화: 긴장 완화 • 205

Chapter 4.
작전 4: 마성의 물질(알코올, 당, 카페인, 니코틴)을 통제하라!

1. 알코올: 과음 · 242
2. 고 혈당: 과식 · 254
3. 카페인: 커피 · 260
4. 니코틴: 흡연 · 268

Chapter 5.
작전 5: 수면 로그 분석으로 효과를 검증하고 피드백하라! · 276

에필로그 꿀잠이스트의 인생철학: 수면과 인생 · 287
꿀잠이스트 마인드: 수면 개선을 위한 핵심 가이드 · 290
집필 동기 · 295

참고문헌 · 298

부록 1. 수면 로그 용지 · 308
부록 2. 팁 요약 모음 · 313

Chapter 1

작전 1:

자신의 수면 문제를 파악하라!

1.
"잠은 자고 다니냐?": 한국인의 수면실태

한국인의 수면 만족도는 다른 나라에 비해 상당히 낮다. 과반수의 한국인이 자신의 수면에 만족하지 못하고 있다. 주된 원인은 수면 부족이다. 대다수의 직장인은 수면 부족이 업무에 부정적인 영향을 미친다고 느끼지만, 여러 가지 이유로 근본적인 해결책을 찾지 못하고 있다.

2021년에 로얄 필립스가 세계 수면의 날(3월 19일)을 맞아 글로벌 수면 서베이 '코로나19 이후 글로벌 수면 동향'의 결과를 발표했다. 이 조사는 한국을 포함한 미국·브라질·호주·일본·중국·싱가포르·인도·독일·프랑스·영국·이탈리아·네덜란드 등 13개국 1만 3,000명을 대상으로 진행됐다. 그 결과, 전 세계 13개국 응답자의 55%가 수면에 만족한다고 답한 반면, 한국인은 41%만 수면

에 만족한다고 답했다.[1]

한국인이 자신의 수면에 만족을 못 하는 가장 큰 이유는 다른 나라 사람들보다 짧은 수면 시간 때문으로 보인다. 왜냐하면 수면의 질에 관해서는 다른 나라 사람도 유사한 정도로 문제를 가지고 있는 것으로 나타났기 때문이다.

즉, 글로벌 응답자의 70%가 코로나19 이후 수면 문제를 겪고 있다고 응답했는데, 밤중에 깨는 현상(43%), 잠들지 못하는 현상(34%), 수면 상태 유지에 대한 어려움(27%) 등을 대표적인 수면 문제로 꼽았다.

한국인 역시 62%가 코로나19 발생 이후 수면에 문제를 겪고 있는 것으로 나타났다. 한국인도 밤중에 깨는 현상(39%), 잠들지 못하는 현상(24%), 수면 상태를 유지하는 것에 대한 어려움(17%) 등 순서는 동일했다.

다른 나라의 평균 수면 시간은 평일 6.9시간, 주말 7.8시간이다. 반면, 한국인은 평일 6.7시간, 주말 7.4시간으로 더 짧다. 전체

---

1) 로열 필립스(Royal Phillips). (2021. 3. 19). https://www.philips.co.kr/a-w/about/news/archive/standard/about/news/press/2021/20210903-koreans-are-suffering-from-sleep-problems-after-corona-19.html.

응답자 58%가 충분한 수면을 취한다고 답변한 반면, 한국인 응답자는 35%만이 충분한 수면을 취한다고 답했다. 글로벌 평균은 59%가 수면 후 개운함을 느낀다고 답한 반면, 한국인의 29%만이 수면 후 개운함을 느낀다고 답했다. 이는 13개 조사 대상국 중 가장 낮은 수치였다.

호주 홈퍼니처 기업 '코알라'가 전국 성인 남녀 1천 58명을 대상으로 조사한 '2021 코알라 - 한국 수면 실태 설문조사' 결과에서도 한국인의 수면 시간은 주중 평균 6시간 42분, 주말 평균 7시간 49분으로 나타났다.[2]

이는 2018년 OECD가 발표한 한국인의 평균 수면 시간 7시간 51분보다 많이 줄어든 것이다. OECD에 따르면 회원국 평균 수면 시간은 8시간 27분이다. 한국의 평균 수면 시간은 OECD 평균보다 36분 적은 7시간 51분으로 그 당시에도 최하위인 일본(7시간 22분) 다음으로 짧았다.[3]

특히, 직장인들의 경우 상황이 더 심각하다. 구인구직 매칭플

---

[2] 아시아경제, 2021-08-17, 김종화 기자.
https://www.asiae.co.kr/article/2021081709534631840.

[3] 한국일보, 2021-03-21, 권대익 기자. https://www.hankookilbo.com/News/Read/A2021032014560002269.

랫폼 사람인이 2020년 초에 발표한 직장인 565명 대상의 '수면실태' 조사 결과에 의하면, 직장인 74.2%가 '수면이 부족하다'고 응답했다.4) 전체 응답자들의 하루 평균 수면 시간은 6시간 6분으로 지난 2018년 OECD 회원국 평균 수면 시간(8시간 27분)보다 무려 2시간 21분이 더 적었으며, 미국국립수면재단 기준 성인 최소 권장 수면 시간(7시간)보다도 54분이 더 부족한 것으로 집계되었다. 또한 이는 전체 직장인들이 희망하는 최소 평균 수면 시간인 7시간 36분보다 1시간 30분 부족했다.

수면 부족의 주된 이유로는 '잦은 야근, 회식 등으로 퇴근 시간이 늦어서'(38.7%, 복수응답)를 1위로 꼽았다. 이어서 'TV시청, 인터넷 검색 등으로 시간을 소비해서'(30.8%), '자기계발 등으로 시간이 모자라서'(25.5%), '회사와 집 사이의 통근거리가 멀어서'(25.3%), '불면증이 있어서'(20.8%), '업무 후 취미활동을 병행하고 있어서'(18.4%), '지인/연인 등과의 사적인 모임으로'(14.1%), '육아/집안일 등이 많아서'(12.6%) 등의 이유가 있었다.

대다수 직장인(97.7%)은 수면 부족이 업무에 영향을 미친다고 응답했다. 즉, 수면 시간과 업무와의 상관관계를 묻는 질문에 '크게 영향을 미친다'는 직장인이 56.1%로 가장 많았으며, '어느 정도

---

4) 세계일보, 2020-01-09, 이우중 기자.
   https://m.segye.com/view/20200109505846.

영향이 있다'는 응답자도 41.6%나 되었다. 반면, 업무에 영향이 없다는 응답은 2.3%에 그쳤다.

이들은 부족한 수면 시간을 해결하기 위해 주로 '주말 동안 몰아서 수면'(61.1%, 복수응답)을 하는 것으로 나타났다. 또 '점심시간 등을 이용한 낮잠'(32.2%)을 자거나 '버스, 지하철 등에서 통근시간 동안 수면'(22.2%), '모임이나 회식 등 참여를 줄임'(17.4%) 등의 방식을 택하고 있다.

수면 부족을 줄이기 위해 필요한 사내 제도로는 '회사 차원에서 정시 퇴근을 장려해야 한다'(45.3%, 복수응답)는 응답이 가장 많았다. 이어 '유연근무제 도입'(44.2%), '낮잠, 쪽잠 시간 허용'(43.4%), '불필요한 회식 없애기'(24.3%), '재택근무제 도입'(19.6%) 등을 원한다고 답했다.

코로나19로 재택근무가 증가했지만, 수면 부족은 더 악화되었다.

수면장애 진료인원도 최근 5년간 꾸준히 오름세를 보이고 있다. 2021년에 국민건강보험공단이 제공한 질환별 진료통계 자료에 따르면 2016년에는 49만 5506명으로 50만 명에도 미치지 못했으나 이후 5년간 연평균 7.9%씩 증가하여 2020년에 수면장애로 진료를 받은 인원은 67만 1307명이었다. 이는 전년도 64만

2502명 대비 약 4.5% 증가한 수치다.[5]

수면 문제의 다양한 원인

누구나 한 번쯤 겪는 수면 문제는 다양한 원인에서 비롯된다. 크게 분류하면, (1) 생활양식 및 환경적 요인, (2) 심리적 요인, (3) 생리적 요인의 세 가지 범주로 구분할 수 있다. 생활양식 및 환경적 요인에는 바쁜 일상과 불규칙한 생활리듬, 과도한 디지털 기기 사용, 카페인 음료 섭취, 그리고 소음이나 빛이 많은 수면 환경 등이 있다. 심리적 요인에는 스트레스, 수면에 대한 인식 부족, 우울증의 전환 등이 있다. 생리적 요인으로는 신체적 불편함, 나이로 인한 변화, 개인 생체리듬, 그리고 수면장애가 포함된다. 이러한 원인들은 단독으로도 수면 문제를 일으킬 수 있지만, 대부분의 경우 복합적으로 작용하여 수면의 질, 양, 그리고 규칙성에 영향을 미친다.

---

5) 메디게이트뉴스, 2021-09-21, 박민식 기자. https://m.medigatenews.com/news/1957870618.

수면 문제의 다양한 원인

(1) 생활양식 및 환경적 요인	(2) 심리적 요인	(3) 생리적 요인
• 바쁜 일상 • 불규칙한 생활리듬 • 디지털 기기의 사용 • 약물/음료 섭취 • 수면 환경 문제	• 스트레스 • 수면에 대한 인식 부족 • 전환된 우울증	• 신체적 불편함 • 연령 변화 • 체질적 생체리듬 • 기질적 수면장애

(1) 생활양식 및 환경적 요인에서는 업무와 학업으로 바쁜 일상을 유지하다 보면 스트레스가 늘어나고 이로 인해 잠들기 어려움이나 수면의 깊이에 문제가 발생할 수 있다.

불규칙한 생활리듬 역시 수면 문제의 원인 중 하나인데, 야간근무나 불규칙한 교대근무로 인해 생체리듬이 어긋나면서 수면 패턴이 혼란스러워질 수 있다. 이로 인해 수면 부족이나 불안정한 수면 패턴이 발생할 수 있다.

디지털 기기의 사용도 수면에 영향을 미치는 중요한 요인이다. 스마트폰이나 태블릿 등의 디지털 기기 사용으로 인해 블루 라이트에 많이 노출되어 수면의 위상이 늦어지고, 이로 인해 수면의 품질이 저하될 수 있다.

약물/음료 섭취 역시 수면 문제를 유발할 수 있는 요인인데, 카페인이 들어있는 음료나 알코올을 과도하게 섭취하면 수면의 질과 깊이가 저하될 수 있다. 특히 저녁 시간에 과도한 커피나 음주를 하게 되면 잠들기 어렵거나 깊은 수면에 문제가 생길 수 있다.

수면 환경 문제 또한 고려해야 할 원인 중 하나다. 잠자리의 편안함, 조용함, 어둠, 온도 등 수면 환경이 잘 조성되지 않으면 수면에 어려움을 겪을 수 있다. 침대의 편안함이나 방의 조명과 온도 등을 고려하여 수면 환경을 개선하는 것이 중요하다.

(2) 심리적 요인 중에는 스트레스가 수면 문제를 일으키는 주요한 요인 중 하나다. 일상에서의 압박이나 갈등 등으로 인한 스트레스는 잠들기 어렵게 만들 수 있으며 수면의 깊이와 질에도 영향을 미칠 수 있다.

수면에 대한 인식 부족 역시 심리적 원인 중 하나다. 잠을 취하고 나면 몸과 마음이 회복된다는 것을 충분히 인식하지 못하면 수면의 중요성을 무시하거나 부정적인 태도를 가질 수 있다. 이로 인해 수면 부족이나 불안정한 수면 패턴이 유발될 수 있다.

또한, 전환된 우울증도 수면 문제를 유발할 수 있는 요인이다. 우울한 기분이 잠을 방해하면서 수면의 질과 양이 저하될 수 있으며, 이는 다시 우울증을 악화시키는 악순환으로 이어질 수 있다.

(3) 생리적 요인 중에는 신체적 불편함이 수면 문제의 원인이 될 수 있다. 예를 들어, 만성 요통이나 관절염으로 인한 통증은 잠을 방해하거나 뒤척이게 만들어 깊이 잠들지 못하게 할 수 있다. 또한, 소화불량이나 과민성 대장 증후군과 같은 소화기 계통의 불

편함 역시 수면을 방해하는 요인이 될 수 있다.

또한 연령 변화도 수면 문제의 원인 중 하나인데, 노화로 인해 수면의 질과 양이 변화할 수 있으며, 특히 여성들은 갱년기 과정에서 호르몬 변화로 인해 수면에 영향을 받을 수 있다. 고령자들은 일반적으로 깊은 수면의 비율이 감소하는 경향이 있다.

또한 개인의 체질적 생체리듬, 특히 아침에 일어나기 어려운 극단적인 저녁형의 경우 사회적인 생활 패턴에 적응하는 데 어려움을 겪을 수 있다.

기질적 수면장애 또한 수면 문제의 원인 중 하나다. 수면무호흡증, 하지불안증후군, 수면다뇨증 등과 같은 기질적인 이상이 수면의 품질을 저하시킬 수 있다.

이러한 수면 문제의 원인들에 대해서 단일 요인에 초점을 맞춘 개입이 성공하는 경우도 있겠지만, 종종 이러한 요인들이 복합적으로 작용하여 수면의 질, 양, 위상에 영향을 미치고 있기 때문에 체계적인 개입 전략이 필요하다. 다음 절에서는 개개인의 수면을 평가하는 기준에 대해 살펴보고 수면 개선의 목표에 대한 이해를 제공하고자 한다.

2.
"내 수면 상태는 괜찮은가?": 3차원 수면평가

수면은 '질'과 '양'을 둘 다 생각해야 한다. 좋은 잠을 충분히 자야 한다는 이야기다. 수면의 질이 좋지 않거나 수면 시간이 부족하면 그 날은 기분도 컨디션도 좋지 못하다.

수면의 양

그러면 우선 수면의 '충분한 양'부터 생각해 보자. 잠을 충분히 자기 위해서는 몇 시간 자야 하는가? 여러 연구를 종합하면 7시간에서 9시간 정도 자야 충분히 잤다고 할 수 있다. 물론 이 시간에는 개인차도 있고, 수면의 질에 따라서도 차이가 나고, 그 날의 피로도에 따라서도 달라질 수 있다. 깊은 잠을 자고 기분 좋게 깨어난 날은 6시간 수면으로도 충분할 수 있고, 피로가 심한 날은 9시간 이상 자야 회복될 수도 있다. 하지만 일반적으로 말해 6시간 미만이라면 확실히 부족하고 10시간 이상이라면 너무 많다. 건강을 유지하고 퍼포먼스를 극대화하고 싶다면 7시간에서 9시간의 수면 시간을 확보해야 한다. 너무 많다고 생각하는가?

대부분의 연구에서는 수면 시간이 6시간 이하의 집단과 그 이외의 집단을 비교해서 수면 시간의 영향을 분석하고 있다. 즉, 많은 연구자는 6시간 이하를 수면 부족으로 생각하고 있다는 것을 의미한다.

구인구직 매칭 플랫폼 '사람인'이 실시한 직장인 '수면실태' 조사에 따르면, 직장인들이 희망하는 최소 평균 수면 시간은 7시간 36분이다.

건강한 젊은이 8명에게 자고 싶은 만큼 수면을 취하도록 한 스탠포드 대학의 실험에서는 처음에는 13시간이나 잤지만, 서서히 수면 시간이 줄어들었고, 3주 후에는 8.2시간으로 안정해졌다. 이 연구에 의하면 사람에게 필요한 수면 시간은 8.2시간(8시간 12분) 정도로 추정된다. 청년들의 실험 전 평균 수면 시간은 7.5시간이었는데 생리적으로 필요한 수면 시간인 8.2시간과의 차이 '약 40분'이 만성적으로 쌓여 '수면 부채(睡眠負債, sleep debt)'가 되어 있던 것이다. 그 동안에 쌓인 '수면 부채', 즉 충분히 수면을 취하지 못해 생긴 건강에 부정적인 누적효과를 청산하는 데 무려 3주나 걸렸다.

농구 선수에게 9시간 이상의 수면을 강제적으로 취하게 한 실험에서는 7시간 수면에 비해 슛 성공률 등 운동 능력이 비약적으로 향상되었다. 9시간의 수면으로 집중력과 신체 능력이 향상되는 것을 알 수 있다.

웨어러블 디바이스로 수면, 운동, 식사 등의 라이프 로그 데이터를 추적하는 'JAWBONE' 사의 'UP' 앱을 통해 수집된 수십 명의 데이터를 분석했더니, 가장 '기분이 좋은' 수면 시간은 8시간에서 9시간 30분 사이라는 사실이 드러났다. 8시간 미만이 되면 점점 기분이 안 좋아지고 6시간 30분 이하의 경우는 평균 이하의 기분을 경험하게 되었다.

한국인의 적정 수면 시간은 7~8시간인 것으로 나타났다. 서울대학교 의과대학 예방의학교실 유근영 교수팀은 1993년부터 함안, 충주 등 4개 지역에 거주하는 건강인 1만 3,164명을 15년 이상 추적하여 2010년까지 확인된 1,580명의 사망자를 조사했다. 연구팀은 하루 수면 시간을 5시간 이하, 6시간, 7시간, 8시간, 9시간, 10시간 이상으로 분류하여 각 수면 시간군에 따라 사망률을 분석했다. 그 결과, 하루 7~8시간 수면군에서 사망률이 가장 낮았다. 7~8시간에 비해 수면 시간이 짧거나 길수록 사망률은 증가하여 수면 시간에 따라 U자형의 위험도 곡선을 보였다. 즉, 하루 7시간 수면군을 기준으로 했을 때 5시간 이하 수면군은 21%, 6시간 수면군은 10%, 8시간 수면군은 3%, 9시간 수면군은 36%, 10시간 이상 수면군은 36% 각각 사망률이 높은 것으로 나타났다. 다만, 9시간 이상 수면군에서 사망률이 높은 이유는 여러 가지 질환으로 인해 수면의 질이 떨어지게 되어 수면 시간이 길어지게 되는 환자들을 포함하고 있기 때문일 수도 있다.

이와 비슷하게 미국 캘리포니아대학 연구팀의 연구나 일본 나고야대학의 연구에서도 수면 시간이 평균 7시간일 때 사망률이 가장 낮았고, 7시간을 중심으로 양쪽 극단으로 갈수록 사망률이 증가하는 U자 모양의 그래프를 보였다.

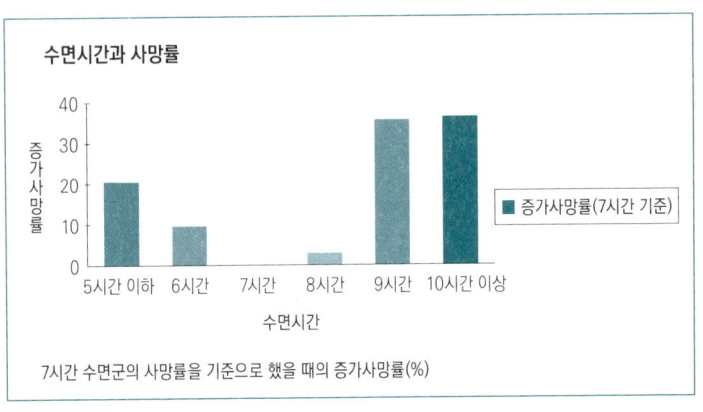

게이오대학교 의학부 백수종합연구센터가 실시하고 있는, 100세 이상의 고령자를 의미하는 '백수자(百壽者)'를 대상으로 한 연구에서는 백수자의 평균 수면 시간은 남성에서 8.9시간, 여성에서 9.1시간이었다.

미국 질병통제예방센터(CDC)가 추천하는 일일 수면 시간은 7~9시간이며, 국립 수면 재단(National Sleep Foundation)의 권장 수면 시간도 7~9시간이다.

개인차도 있고, 그 날의 피로나 수면의 질에 따라서도 다르지만 평균적으로는 7시간에서 9시간 정도가 충분한 수면 시간의 기준이다. 어떤 사람에게는 6시간의 수면도 충분하게 느껴질 수도 있지만, 기상 4시간 후에 졸음을 느낀다면 그것은 결코 충분한 수면을 취한 것이 아니다. 생체리듬이 정상적으로 작동한다면 뇌의 활동은 잠에서 깬 후 4시간 뒤에 가장 활발해지기 때문이다. 따라서 자신의 수면 시간이 충분한지를 판단하는 간편한 기준으로 기상 4시간 후의 컨디션을 항상 살펴보는 것이 도움이 된다.

자신에게 필요한 수면 시간을 더 정확하게 측정하기 위해서는 며칠 동안 일정을 비워두고 알람을 설정하지 않고 자연스럽게 깨어나는 시간을 기록하면 된다. 다만, 주중에 쌓인 수면 부채가 많은 경우 주말의 이틀만으로는 충분하지 않다. 그런 경우 갚아야 하는 수면 부채에 해당하는 시간과 원래 자신에게 필요한 수면 시간이 합산된 시간만큼 자고 난 후에 깨어나기 때문이다. 수면 부채를 다 갚고 난 뒤에 측정해야 자신에게 필요한 수면 시간을 정확하게 확인할 수 있다. 그래서 일찍 일어나지 않아도 되는 휴가 중에 자고 싶은 만큼 자고 4일 정도의 수면일지를 기록해보면 자신에게 원래 생리적으로 필요한 수면 시간을 정확하게 알 수 있을 것이다.

수면의 질

그런데 당신의 충분한 수면 시간을 정확하게 알기 위해서는 다음에서 말하는 '수면의 질'을 동시에 고려할 필요가 있다. 질이 '좋은 잠'은 양적으로 '충분한 잠'의 필요조건이기 때문이다. 수면은 단순히 지속 시간(혹은 양)이 길다고 충분한 것이 아니라, 질이 나쁘면 아무리 오래 자더라도 '충분한 잠'이라고 할 수 없다. 최근에는 수면의 질은 수면 시간보다 심리적 및 신체적 건강과 더 밀접한 관련이 있다는 연구 결과도 나왔다.[6]

당신이 오늘 아침에 일어났을 때의 모습은 다음 두 가지 중 어

---

[6] Seow, L. S. E., Tan, X. W., Chong, S. A., Vaingankar, J. A., Abdin, E., Shafie, S., et al. (2020). Independent and combined associations of sleep duration and sleep quality with common physical and mental disorders: results from a multi-ethnic population-based study. *PLoS one [internet], 15*(7), 1–17. Available from: https://doi.org/10.1371/journal.pone.0235816.

느 쪽에 가까운가?

〈숙면을 취한 사람의 특징〉

* 아침에 상쾌한 기분으로 눈을 떴다.
* 개운한 몸으로 잠자리에서 일어났다.
* 온몸에서 새로운 활력이 느껴졌다.
* 오늘 하루에 대한 기대감이 느껴졌다.

〈제대로 잠을 못 잔 사람의 특징〉

* 알람 소리가 들렸지만 쉽게 눈을 뜰 수가 없었다.
* 이제 막 눈을 떴지만 쉬고 싶은 생각만 들었다.
* 겨우 몸을 일으켜봤지만 몸이 무겁고 두통이 밀려왔다.
* 아침부터 매사가 귀찮고 의욕이 없었다.

수면의 질이 좋은지 나쁜지는 어떻게 판단하면 될까? 수면의 질이 좋다는 것은 잠을 잘 자는 것을 의미한다. 수면의 질은 다음과 같은 요소들로 평가될 수 있다.

- 잠들기 쉬움
- 수면의 지속성과 깊이
- 꿈의 유무와 내용
- 수면의 양

- 잠에서 깬 후의 상태
- 수면에 대한 만족도
- 일어나기 쉬움
- 일상생활에 미치는 영향

수면의 질은 질적인 측면뿐만 아니라 수면의 양적인 측면을 포함한다. 충분히 자지 않고 좋은 잠을 잤다고 말하기는 어렵다. 수면의 질과 수면의 양은 어느 정도 상호의존적이다.

여기서는 수면의 질을 나타내는 6가지 지표들에 대해 어제 밤부터 오늘 아침까지의 잠을 평가해보자. 이 지표들은 ① 입면 잠복기, ② 수면 유지, ③ 수면 후 회복, ④ 수면 만족도, ⑤ 일어나기 어려움, ⑥ 주간 기능 장애를 포함한다. ○표 항목에 해당되는 것이 많을수록 수면의 질이 좋은 것이고, ●표 항목에 해당되는 것이 많을수록 수면의 질이 좋지 않은 것이다.

[① 입면 잠복기: 잠이 드는 데 걸리는 시간]
- ● 잠드는 데 어려움이 있었다(취침 후 30분 이내에 잠들지 못했다).
- ● 잠을 자다가 깨면 다시 잠드는 데 어려움이 있었다.
- ● 잠을 자다가 깨면 다시 잠들지 못했다.
- ● 잠을 설쳤다.

[② 수면 유지: 수면 중 각성]
● 잠을 자다가 한밤중이나 새벽에 깼다.
● 화장실에 가려고 일어나야 했다.
● 나쁜 꿈을 꾸었다.

[③ 수면 후 회복: 잠을 자고 난 후 신체와 정신의 회복]
○ 잠을 자고 일어나니 피로가 풀렸다.
○ 잠을 자고 일어나니 몸이 개운하다.
○ 잠을 자고 일어나니 활력을 되찾았다.
○ 잠을 자고 일어나니 머리가 맑아졌다.
○ 잠을 자고 일어나니 기분이 상쾌하다.
○ 잠을 자고 일어나니 삶의 의욕이 솟아난다.

[④ 수면 만족도]
○ 전반적으로 수면에 대해 만족한다.
○ 깊은 잠을 잤다는 생각이 든다.
○ 수면 시간이 충분하다는 생각이 든다.

[⑤ 일어나기 어려움]
● 잠을 자고 일어나도 자고 난 것 같지 않다.
● 잠을 자고 일어날 때 더 자고 싶은 생각이 든다.
● 잠을 자고 난 후 잠자리에서 일어나기 어렵다.

[⑥ 주간 기능 장애: 불충분한 수면으로 인한 부정적 영향]

- 사회활동을 하는 동안 자주 졸음을 느꼈다.
- 졸음이 일상생활에 지장을 줬다.
- 생각하는 데 어려움이 있었다.
- 일에 집중하기가 어려웠다.
- 실수가 많았다.
- 짜증이 났다.
- 일이나 다른 사람에 대한 관심이 줄어들었다.
- 일을 할 때 빨리 피로해졌다.
- 삶이 고통스러웠다.
- 의욕이 떨어졌다.
- 건망증이 심해졌다.
- 머리가 아팠다.
- 식욕이 강해졌다.
- 식욕이 떨어졌다.

해당되는 ○표 항목이 적고, 해당되는 ●표 항목이 많다면 수면의 질에 문제가 있으며 개선의 여지가 많다는 것을 의미한다. 3일 정도 위의 항목들을 적용하여 자신의 수면을 관찰하고 평가해 보면, 스스로의 수면 상태를 객관적으로 파악하는 능력이 향상될 것이다. 수면의 질에 대한 객관적인 평가 능력이 향상되면 더 나은 수면 습관을 개발하고, 건강과 생활의 질을 향상시킬 수 있을 것이다.

수면의 위상

수면 습관을 평가할 때 수면의 양과 질 이외에 또 다른 중요한 차원이 있다. 바로 수면의 위상(位相, phase)이다. 수면의 위상이란 하루 중 잠을 자고 있는 시간대를 의미한다. 언제 자고 언제 일어나느냐에 따라 아침형(morning type)과 저녁형(evening type)으로 구별할 수 있는데, 아침형과 저녁형 크로노타입(chronotype)은 선호하는 수면-각성 주기의 타이밍으로 정의된다. 아침형은 일찍 자고 일찍 일어나는 것을 선호하여 오전에 높은 성과를 보이는 반면, 저녁형은 늦게 자고 늦게 일어나는 것을 선호하여 오후에 높은 성과를 보인다. 물론 이러한 구분은 절대적이지 않으며, 중간형, 극단적인 아침형이나 저녁형도 존재한다.

아침형은 기상 직후의 코르티솔 수치가 저녁형보다 더 높다.[7] 그래서 일어나서 해가 떠오를 때에 가장 활동적이며, 저녁에는 점점 피곤해지는 특징을 가지고 있다. 아침형 사람들은 자연스럽게 일찍 일어나서 오전 시간대에 활동하는 것을 선호하며, 밤에는 비교적 일찍 잠자리에 들기를 좋아한다. 반면에 저녁형은 아침에 일찍 일어나기 어려우며, 저녁에 활동적인 상태가 되며 늦은 시간까

---

[7] Gaina, A., Sekine, M., Kanayama, H., Takashi, Y., Hu, L., Sengoku, K., & Kagamimori, S. (2006). Morning-Evening preference: Sleep pattern spectrum and lifestyles habits among Japanese junior high school pupils. Chronobiology International, 23, 607–621. http://dx.doi.org/10.1080/07420520600650646CrossRefGoogle ScholarPubMed.

지 활동을 지속하는 경향이 있다.

이러한 수면 위상의 차이는 개인의 생체시계 및 생체리듬과 밀접한 관련이 있다. 생체리듬은 하루 동안 변하는 우리 신체의 호르몬 수준 및 심부체온 등의 생리적 패턴을 말하며, 수면 및 각성 패턴에도 영향을 준다. 이러한 생체리듬의 차이는 개인의 유전적 특성뿐만 아니라 주변 환경과 생활 습관에 영향을 받는다. 이러한 생체리듬, 특히 24시간 주기로 반복되는 일주기 리듬(circadian rhythm)을 프로세스 C(process-C)라고 부른다.

수면과 각성의 교대는 일주기 리듬을 의미하는 이 프로세스 C와 수면 항상성 과정(sleep homeostatic process), 즉 프로세스 S(process-S)의 상호 작용을 통해 이루어진다. 수면 항상성 과정(프로세스 S)이란 수면의 필요성을 나타낸다. 잠을 안자고 계속 깨어있으면 수면압력(homeostatic sleep pressure)이 증가하여 수면 필요성이 높아진다. 충분한 수면을 취할 때 수면압력이 감소하여 수면 균형을 조절한다. 이를 통해 정상적인 수면 패턴과 효과적인 회복을 유지하고 있다.

그런데 수면 항상성 과정(프로세스 S)을 구성하는 수면압력의 축적에 대한 감수성과 수면압력을 해소시키는 능력이라는 두 가지의 항상성 유지 과정에는 개인차가 존재한다. 저녁형은 수면압력의 축적에 대한 감수성이 낮은 개체이고, 아침형은 수면압력의 해소 능력이 높은 개체라고 할 수 있다. 수면압력의 증가가 느릴수록 선호하는 취침 시간이 늦어져 저녁형이 될 가능성이 높아지고, 수면

압력의 해소 능력이 높을수록 선호하는 기상 시간이 앞당겨져 아침형이 될 가능성이 높아진다.

발달적 관점에서 보면, 청소년기 초기에 수면 압력 축적에 대한 민감도가 크게 감소하는 반면, 수면 압력을 해소하는 능력은 성인기 초기에 이르러서야 완전히 성숙된다. 따라서 청년기에는 저녁형이 증가하고, 성인기가 되면 아침형이 다시 증가하게 된다.

수면 위상은 개인의 체내시계와 일상생활 패턴을 맞추는 데 중요한 역할을 하며, 이를 통해 최적화된 생활 리듬을 형성할 수 있다. 아침형의 경우 햇빛을 충분히 받으며 활동하는 것이, 저녁형의 경우 늦은 시간까지 활동하고 빛 노출을 조절하는 것이 생체리듬에 도움이 될 수 있다.

이렇게 수면의 위상은 우리의 체내시계를 반영하는 생체리듬(프로세스 C)과 수면의 필요성을 나타내는 수면 항상성 과정(프로세스 S)에 의해 조절되며, 개인의 유전적 성향과 생활 습관에 따라 다양한 양상을 나타낸다. 따라서 수면 패턴을 평가하거나 개선하기 위해서는 수면의 양과 질뿐만 아니라 개인의 수면 위상에 대해서도 함께 고려되어야 한다.

특히 현대 사회에서는 인공적인 빛에의 노출, 유연한 근무 시간, 밤에도 활발한 사회적 활동성, 스트레스와 불안, 온라인으로 24시간 제공되는 엔터테인먼트 문화 등으로 인해 24시간 사회가 보편화되어 사람들의 취침 시간과 기상 시간이 뒤로 늦어지고 생활 패턴이 불규칙해지는 문제가 나타나고 있기 때문이다.

최근 핀란드 헬싱키대의 연구팀은 2만 2천여 명의 쌍둥이를 약 37년에 걸쳐 조사한 결과, 저녁형이 아침형에 비해 일찍 사망할 위험이 9% 더 높다는 새로운 연구 결과를 발표했다. 그러나 연구결과에 따르면, 저녁형과 아침형이라는 유형 자체는 사망률에 큰 영향을 미치지 않으며, 저녁형의 사망 위험이 높아진 것은 흡연과 음주가 원인인 것으로 나타났다. 즉, 담배를 피우지 않고 가벼운 음주를 하는 저녁형은 조기 사망 위험이 높지 않았다. 그러나 흡연자인 동시에 습관성 음주자인 저녁형은 조기 사망 위험이 9%보다 훨씬 더 높다는 이야기다. 이 집단에는 유전적으로는 저녁형이 아닌데 흡연과 음주로 인해 저녁형이 된 사람들도 많이 포함되어 있을 것이다.

관련된 생활습관의 차이 때문에 아침형의 수면 위상은 규칙적인 가능성이 높고, 저녁형의 수면 위상은 불규칙적인 가능성이 높다. 평일/휴일에 관계없이 취침시간과 기상시간이 거의 변하지 않는 사람은 아침형에 훨씬 많다. 반면에 평일과 휴일의 취침시간과 기상시간의 차이가 큰 사람은 저녁형에 훨씬 많다. 수면 패턴을 평가하거나 개선하기 위해서 수면 시간대를 나타내는 저녁형과 아침형의 유형 자체보다 수면 위상의 규칙성과 불규칙성이 더 중요한 측면이 된다.

3.
사전(事前) 수면 로그 분석

　수면 로그는 개인의 수면 활동과 관련된 정보를 기록하는 기록장이다. 공책에 기록할 수도 있고, 수면 앱을 이용할 수도 있다. 수면 로그 데이터를 분석하여 수면 품질을 평가하고 개선하는 과정을 수면 로그 분석이라고 한다. 수면 로그 분석이 중요한 이유는 다음과 같다.

　1. 수면 문제 식별: 수면 로그를 통해 개인의 수면 패턴과 문제를 가시화하고 분석할 수 있다. 이를 통해 수면 문제를 식별하고 어떤 문제가 있는지 스스로 파악할 수 있다. 수면 로그 분석을 통해 어떤 경우에 잠들기 어려운지, 얼마나 자주 깨는지, 수면 시간과 낮 동안의 생산성에는 어떤 관계가 있는지 등에 대한 통찰을 얻을 수 있다.

2. 수면 장애 조기 발견: 수면 로그 분석을 통해 수면 장애를 조기에 발견할 수 있다. 수면 무호흡증, 하지불안증후군과 같은 수면 장애는 수면 로그를 통해 쉽게 식별할 수 있으며, 이를 조기에 발견하여 전문가의 도움을 받을 수 있다.

3. 숙면 전략 수립과 실행: 수면 로그를 통해 수면 문제를 해결하기 위한 개개인에 맞는 전략을 개발하고 실행할 수 있다. 수면 습관과 환경을 개선하기 위한 계획을 수립하고 실천함으로써 숙면을 추구할 수 있다.

4. 효과검증: 수면 로그를 사용하면 적용한 숙면 전략의 효과를 평가하고 개선할 수 있는 기회가 제공된다. 수면 로그를 통해 기록된 데이터를 분석하여 수면 품질의 개선 여부를 확인하고 필요한 조치를 취할 수 있다.

이러한 이유로 수면 로그 분석은 개인의 수면 습관과 건강을 개선하고, 수면 장애를 조기에 식별하여 조치할 수 있도록 도와주며, 숙면 전략의 수립과 실행, 그리고 효과검증을 통해 더 나은 수면 품질을 실현하는 데 중요한 역할을 한다.

만약 수면 로그 분석 없이 수면 개선을 시도한다면 다음과 같은 문제점이 발생할 수 있다.

1. 무작위적인 시도로 적절한 목표 설정과 효과적인 전략 파악의 어려움
2. 개인의 고유한 수면 습관을 고려한 개인화된 전략의 부족
3. 수면 개선 효과를 정량적으로 평가하기 어려움
4. 수면 장애의 조기 감지 부족으로 치료 기회 상실 가능성

결론적으로 수면 로그 분석은 수면 문제를 이해하고 개선하기 위한 중요한 도구이며, 더 나은 수면 품질을 위해 반드시 필요하다. 실제로 많은 수면 전문가들이 수면 로그 분석을 통해 수면 문제의 원인을 파악하고 개선 방안을 제시하고 있다. 수면 로그 분석 없이는 내담자에게 조언을 하지 않는 수면 전문가들이 많다.

수면 로그를 작성할 때 가장 중요한 5가지 항목은 (1) 수면 시작 시간과 종료 시간, (2) 깊은 수면 및 얕은 수면, (3) 중도 각성, (4) 수면 품질 평가, (5) 주간 기능 수준이다.

(1) 수면 시작 시간과 종료 시간: 수면 로그의 가장 기본적인 정보로서 수면 시작 시간과 종료 시간을 정확하게 기록해야 한다. 이를 통해 총 수면 시간을 계산할 수 있으며, 1~2주 동안 기록하면 수면-각성 위상의 규칙성도 평가할 수 있다. 취침 시간과 기상 시간으로 대체할 수도 있지만, 침대에 누워 있는 시간은 실제 수면 시간과 차이가 있다는 점에 유의할 필요가 있다. 따라서 침대에 들

어간 시간(예: 0:00)과 별도로, 실제로 잠든 시간(예: 0:20)을 기록하는 것이 좋다. 잠든 시간은 침대에 들어간 시간에 입면 시간(sleep latency, 잠에 들기까지 걸린 시간, 예: 20분)을 더하여 계산할 수 있다. 이렇게 하면 수면 로그 분석의 정확도를 높일 수 있다. 마찬가지로, 침대에서 일어난 시간(예: 6:15)보다 실제로 잠에서 깬 시간(예: 6:00)을 기록하는 것이 더 정확하다. 정확하게 언제 잠들었는지 기억하기 어렵다고 생각할 수도 있지만, 건강한 사람의 평균 입면시간이 10~20분 정도라는 것을 감안하여 대략적으로 적으면 된다. 잠에 들기까지 걸리는 시간이 항상 30분 이상이거나 5분 미만이면, 수면 문제가 있을 수 있으니 전문가와 상담하는 것이 좋다. 또한 잠자리에 든 뒤 30분이 지나도 잠에 들지 못하면, 계속 누워있는 것보다는 자리에서 일어나서 잠이 올 때까지 기다리는 것이 좋다.

(2) 깊은 수면 및 얕은 수면: 수면 중 깊은 수면과 얕은 수면 시간을 파악하면 수면의 질을 평가하는 데 도움이 된다. 수면 앱을 사용하면 깊은 수면과 얕은 수면 시간을 비교적 정확하게 기록할 수 있으며, 그래프 등을 통해 수면 패턴을 시각적으로 확인할 수 있다. 하지만 디지털 기기 사용이 부담스럽거나 간편하게 수면 로그를 작성하고 싶다면 이 부분은 생략할 수도 있다.

(3) 중도 각성(수면 유지): 수면 중에 몇 번이나 깨어나고 얼마

동안 깨어 있었는지를 기록한다. 깨어 있던 시간은 수면의 연속성을 파악하고 수면 장애를 식별하는 데 도움이 된다. 잠을 자다가 깨면 다시 잠드는 데 어려움이 있거나 다시 잠들지 못하는 경우는 문제가 될 수 있지만, 자다가 중간에 두세 번 깨어나도 다시 금방 잠이 든다면 별 문제는 없다. 화장실에 가려고 일어나야 했는지, 나쁜 꿈을 꿔서 깨어났는지도 중요한 정보다.

(4) 수면 품질 평가: 수면 로그는 단순히 수면 시간만 기록하는 것이 아니라, 수면 품질을 평가하는 항목을 포함하면 더욱 유용하게 활용될 수 있다. 여기서 말하는 수면 품질이란 앞에서 설명한 수면의 질에 대한 6가지 지표 중 ③ 수면 후 회복, ④ 수면 만족도, ⑤ 일어나기 어려움의 3가지 지표를 통합한 개념이다. 각각을 별도로 평가할 수도 있지만, 서로 관련이 깊은 항목들이기 때문에 간편하게 기록하기 위해 하나의 항목으로 통합하여 평가해도 좋을 것이다. 이 항목에 대해 예를 들어, 1부터 10까지의 점수로 자신의 수면 품질을 평가할 수 있다. 또는 직관적으로 더 이해하기 쉽게 1부터 4까지의 점수를 ◎(4점), ○(3점), △(2점), ×(1점)의 기호로 표현할 수도 있다. 수면 품질을 평가하는 이러한 4점 척도의 각 점수에 해당되는 주관적 느낌과 내용은 예를 들어 다음과 같이 설정할 수 있다.

매우 만족(4점): ◎
- 주관적 느낌: "어제 밤은 푹 잤다."
- 설명: 수면 경험이 매우 만족스럽고, 잠을 푹 자서 신체와 정신이 완전히 회복되었으며, 일어나기 어려움이 전혀 없었다. 수면에 대한 최상의 경험을 가졌다.

만족(3점): ○
- 주관적 느낌: "잠은 그럭저럭 잘 잤지만 더 잘 잘 수도 있었을 것 같다."
- 설명: 수면은 어느 정도 만족스러웠지만, 더 향상될 여지가 있을 것 같다. 신체와 정신은 일부 회복되었지만, 조금 더 푹 잘 수 있었을 것으로 생각한다.

불만족(2점): △
- 주관적 느낌: "잔 것 같지 않고 불편한 밤이었다."
- 설명: 수면 경험이 불편하고, 잠을 제대로 못 잤다고 느꼈다. 신체와 정신이 충분히 회복되지 않았고, 수면 후에 일어나기 어려움이 있었다.

매우 불만족(1점): ×
- 주관적 느낌: "전혀 잠을 못 잤다. 힘들었다."
- 설명: 수면이 전혀 만족스럽지 않았고, 매우 불편하게 느껴졌

다. 신체와 정신의 회복은 거의 없었으며, 수면 후에 일어나기 어려움이 심했다. 수면에 대한 매우 부정적인 경험을 했다.

이러한 주관적 느낌과 설명을 참조하여 수면 품질을 정확하게 평가하고 기록할 수 있다. 이를 통해 개인의 수면 습관과 품질을 이해하고 개선 방법을 찾는 데 도움이 될 것이다.

(5) 주간 기능 수준: 수면 부족 또는 부족한 수면 품질로 인해 발생할 수 있는 다양한 신체적 및 정신적 증상 및 영향을 평가한다. 수면 문제로 인한 졸음, 피로, 집중력 저하, 정신적 변화, 두통, 식욕 변화 등이 있었는지를 기록하면 충분한 수면의 중요성을 자각할 수 있다. 낮 동안의 컨디션과 성과를 100점 만점에 몇 점이었는지 평가할 수도 있다. 또는 더 간단하게 다음과 같은 4점 척도를 사용하여 주간 기능 수준을 평가할 수 있다.

4점(매우 좋다): 사회활동을 하는 동안 졸음을 거의 느끼지 않았고, 졸음이 일상생활에 지장을 주지 않았다. 생각과 집중에도 어려움이 없었으며, 일에 몰입할 수 있었다. 실수가 거의 없었고, 짜증을 느끼지 않았으며, 관심과 의욕을 유지했다. 건망증, 두통, 식욕 변화 등의 불쾌한 증상이 없었다.

3점(좋다): 사회활동 중에 가끔 졸음을 느꼈으나 크게 지장을 주지는 않았다. 생각과 집중에 어려움을 조금 경험했지만, 그럭저럭 잘 일할 수 있었다. 가끔 실수를 하고 짜증을 느낄 때도 있었으나, 대체로 관심과 의욕을 유지했다. 건망증, 두통, 식욕 변화 등의 불쾌한 증상이 가끔 있었다.

2점(나쁘다): 사회활동 중 자주 졸음을 느꼈고, 이로 인해 일상생활에 일부 지장을 겪었다. 생각과 집중이 어려웠고, 일에 집중하기도 어려웠다. 실수와 짜증이 자주 발생하며, 관심과 의욕이 줄어들었다. 건망증, 두통, 식욕 변화 등의 불쾌한 증상이 빈번하게 나타났다.

1점(매우 나쁘다): 사회활동 중 지속적으로 졸음을 느꼈고, 이로 인해 일상생활에 큰 지장을 겪었다. 생각과 집중에 대한 어려움과 일에 집중하기 어려움이 지속되었으며, 실수와 짜증이 빈번하게 발생했다. 관심과 의욕이 거의 없었으며, 건망증, 두통, 식욕 변화 등의 불쾌한 증상이 지속적으로 나타났다.

이 4점 척도는 주간 기능 수준의 다양한 측면을 종합적으로 평가하는 데 도움이 되며, 개인의 상황과 필요에 따라 세부 항목을 조정하여 사용할 수 있다.

또한, 위의 5가지 항목 이외에도 아래와 같은 항목들도 살펴보면 좋다.

(6) 일일 활동 기록: 일상 활동과 일정을 기록하여 수면과 일상생활 간의 관련성을 눈에 보이게 할 수 있다. 활동과 일정이 수면에 미치는 영향을 이해하기 위해 유용하다. 특히 낮잠을 잤는지 여부, 목욕을 했는지 여부, 수면 전의 디지털 기기 사용 시간은 중요한 정보일 수 있다.

(7) 감정 및 스트레스 수준: 수면 로그에 감정 상태와 스트레스 수준을 기록한다. 감정과 스트레스는 수면에 큰 영향을 미치므로, 이러한 기록을 통해 어떤 감정이나 스트레스 요인이 수면에 영향을 주는지 파악할 수 있다.

(8) 운동 및 활동: 어떤 시간대에 어떤 운동이나 활동을 수행했는지 기록한다. 운동은 수면에 영향을 미칠 수 있으며, 언제 어떤 종류의 운동을 하면 수면에 긍정적 또는 부정적인 영향을 미치는지를 파악할 수 있다.

(9) 음식과 음료 섭취: 수면 전에 섭취한 음식과 음료를 기록한다. 카페인이나 알코올을 섭취한 경우, 수면에 미치는 영향을 파악하기 위해 중요한 정보다.

(10) 수면 환경: 침실 환경에 관한 정보를 기록한다. 이에는 침구의 편안함, 침실의 온도, 소음, 조명 등이 포함된다. 수면 조건은 수면 품질에 큰 영향을 미치므로 중요한 정보다.

(6)에서 (10)까지의 항목(일일 활동, 감정 및 스트레스 수준, 운동 및 활동, 음식과 음료 섭취, 수면 환경)은 수면에 영향을 미칠 수 있는 요인들이다. 이러한 항목들을 추가로 기록하면 수면 로그에 더 풍부한 정보가 포함되어 개인의 수면 패턴과 품질을 더 정확하게 이해할 수 있다. 또한 수면 로그를 사용하여 수면 전문가에게 상담을 받을 때도 유용한 정보를 제공할 수 있다. 간편하게 기록하기를 원할 경우에는 '수면 관련 요인'이라는 항목으로 묶어 특이사항이 있을 때만 기록해도 좋을 것이다. 또는 자신의 가장 중요한 수면 문제 요인 한두 가지(예: 음주량과 시간, 디지털 기기 사용 종료 시간 등)에 초점을 맞춰 기록하는 것도 좋은 방법이다.

사전 수면 로그의 예

날짜	수면 관련 요인 (전 날)	수면 시작 시간	수면 종료 시간	수면 시간	중도 각성	수면 품질 평가	주간 기능 수준	낮잠
8/ 1(월)	동영상 ~0:00	0:40	5:50	5:10		◎	4	
8/ 2(화)	맥주 3000cc ~21:30		23:40	6:40	7:00	화장실1	○	1	20분, 90분

날짜							
8/ 3(수)		동영상 ~1:30	1:50	6:50	5:00		◎	4
8/ 4(목)		동영상 ~1:00	1:00	8:00	7:00		◎	4
8/ 5(금)	회식 ~2:00		3:00	11:00	8:00	화장실2	△	1
8/ 6(토)	양주 200cc ~2:00		4:30	10:00	5:30		○	2
8/ 7(일)	와인 300cc ~19:30	동영상 ~1:30	1:30	8:30	7:00		◎	4
평균				6:23			3.42	2.86
8/ 8(월)	맥주 1000cc ~19:30		0:00	10:00	10:00	화장실1	△	3
8/ 9(화)		동영상 ~22:00	23:00	10:00	10:00	3:00~4:00	◎	4
8/10(수)	회식 ~2:00		4:00	9:00	5:00		△	1
8/11(목)		동영상 ~0:00	0:00	7:00	7:00	화장실1	○	4
8/12(금)		동영상 ~0:00	0:00	5:45	5:45	화장실1	○	3
8/13(토)	맥주 1000cc ~22:00		0:00	9:00	9:00	화장실2	△	1
8/14(일)	양주 100cc ~1:00		1:20	8:20	7:00		○	2
평균				7:40			2.71	2.69

위에 제시한 사전 수면 로그의 예는 필자가 예전에 실제로 기록한 수면 로그 중 일부다. 이 수면 로그를 분석해보니 필자의 수

면 습관에 대해 몇 가지 흥미로운 통찰을 얻을 수 있었다. (독자들이 활용할 수 있도록 부록으로 수면 로그 용지를 첨부했다.)

첫째, 이 기간의 평균 수면 시간은 약 7시간으로 충분히 자고 있는 것처럼 보이지만, 수면의 품질은 그리 좋지 않았다. 8월 첫째 주의 평균 수면 시간은 6시간 23분이었고, 둘째 주는 7시간 40분으로 늘어났다. 하지만, 놀랍게도 수면 품질은 오히려 낮아졌다. 이는 수면의 양이 많다고 해서 질까지 좋은 것은 아니라는 사실을 보여준다.

둘째, 수면 시작 시간과 종료 시간이 상당히 불규칙적이다. 이러한 수면-각성 위상의 불규칙성은 수면의 품질에 악영향을 줄 수 있다.

셋째, 수면의 품질이 좋은 날일수록 주간 기능 수준이 확실히 높다. 그러나 전날 음주를 한 경우, 주관적으로는 수면의 질이 나쁘지 않다고 느껴도 실제 주간 기능 수준은 훨씬 낮게 나타나는 경우가 많았다.

넷째, 음주하지 않은 날의 수면 시간(6.6시간)에 비해 음주한 날의 수면 시간(7.3시간)이 길어진다. 반대로 수면 품질은 음주하지 않은 날(3.66)에 비해 음주한 날(2.75)은 떨어지게 된다. 이는 음주로 인해 수면 품질이 저하되어 신체의 회복이 어려워진 것을 보상하기 위해 수면 시간이 길어진 것으로 보인다. 하지만 전 날에 술을 안 마신 날의 주간 기능 수준(3.83)에 비해 음주한 다음 날의 주간 기능 수준(1.86)이 훨씬 낮은 것을 보면 오래 잠을 자도 충분히 회복되지 않았다는 것을 확인할 수 있다. 이러한 사정이 있기 때문에 7시간 이상 수면을 취한 날의 주간 기능 수준(2.66)과 6시간 미만밖에 못 잔 날의 주간 기능 수준(2.8)에는 별로 차이가 없었던 것이다.

다섯째, 음주한 날은 야간에 화장실에 가기 위해 깨는 빈도가 높다. 그런 날은 당연히 수면의 품질도 낮고 주간 기능 수준도 낮다. 단, 와인 두 잔 정도까지는 수면에 큰 영향이 없는 듯하다. 그리고 같은 양을 마셔도 초저녁에 마신 경우는 영향이 상대적으로 크지 않다.

마지막으로, 음주의 악영향과 비교했을 때, 취침 직전까지 동영상을 시청하는 것은 수면에 미치는 영향이 상대적으로 적었다.

이상과 같이 수면 로그를 통해 자신의 수면 습관과 관련 요인들의 관계를 가시화하여 분석하면 자신의 수면 문제를 분명히 인식할 수 있게 되어 숙면 전략을 수립하기 위한 여러 가지 맞춤형 가설을 도출할 수 있게 된다. 수면 문제의 양상과 원인은 사람마다 크게 다르기 때문에 해결책도 그것을 반영한, 개개인에게 최적화된 전략을 세워야 효과를 볼 수 있다. 그리고 자신의 문제가 가시화되어 통찰을 얻게 되면 해결을 위한 의욕도 한층 커지는 것을 느낄 것이다. 따라서 수면 로그 분석은 수면 문제를 개선하기 위해 반드시 필요한 단계이며 강력한 수단이다. 사전 수면 로그 분석이 끝나면 작전1 '현황 분석(자신의 수면 문제 파악)'이 성공한 것이다!

수면 문제 체크리스트

수면 문제 평가를 위해 수면의 질, 주간 활동 등 다양한 측면을 반영하는 15개 문항으로 구성된 설문지를 개발했습니다. 각 문항은 높은 점수일수록 불면증 증상이 심각함을 나타냅니다. 이 평가를 통해 불면증 심각도를 효과적으로 파악할 수 있습니다.

Q1. 잠들기 어려움: 밤에 잠들기 어려움을 얼마나 자주 경험하십니까?

(0) 전혀 없음
(1) 거의 없음
(2) 가끔
(3) 자주

Q2. 밤에 깨기: 밤에 자다가 깨서 다시 잠들기 어려운 경우가 얼마나 자주 있나요?

(0) 전혀 없음

(1) 거의 없음

(2) 가끔

(3) 자주

Q3. 이른 아침 깨기: 너무 일찍 깨서 다시 잠들기 어려운 경우가 얼마나 자주 있나요?

(0) 전혀 없음

(1) 거의 없음

(2) 가끔

(3) 자주

Q4. 수면에 영향을 미치는 건강 문제: 건강 문제(예: 통증이나 불편함)로 수면에 방해를 얼마나 자주 받습니까?

(0) 전혀 없음

(1) 거의 없음

(2) 가끔

(3) 자주

Q5. 수면 보조제 사용: 수면을 돕기 위해 약물이나 보충제를 얼마나 자주 사용합니까?

(0) 전혀 없음
(1) 거의 없음
(2) 가끔
(3) 자주

Q6. 수면 시간: 보통 밤에 몇 시간 정도 주무시나요?

(0) 8시간 이상
(1) 6-8시간
(2) 4-6시간
(3) 4시간 미만

Q7. 전반적인 수면 품질: 지난 한 달 동안의 전반적인 수면 품질을 어떻게 평가하십니까?

(0) 매우 좋음
(1) 좋음

(2) 보통

(3) 나쁨

Q8. 수면 규칙성: 매일 밤 비슷한 시간에 잠자리에 들고 일어나시나요?

(0) 매우 일관성 있음

(1) 대부분 일관성 있음

(2) 때때로 일관성 없음

(3) 매우 일관성 없음

Q9. 수면 만족도: 전반적인 수면에 대해 얼마나 만족하시나요?

(0) 매우 만족

(1) 만족

(2) 불만족

(3) 매우 불만족

Q10. 일상 생활에 미치는 전반적인 영향: 전반적으로 수면 문제가 일상 생활을 얼마나 방해합니까?

(0) 전혀
(1) 약간
(2) 중간 정도
(3) 매우 많이

Q11. 낮잠 필요성: 밤에 잠을 설쳐서 낮에 졸거나 낮잠을 자야 할 만큼 피곤한 경우가 얼마나 자주 있나요?

(0) 전혀 없음
(1) 거의 없음
(2) 가끔
(3) 자주

Q12. 낮 피로: 낮에 얼마나 자주 피곤함을 느끼십니까?

(0) 전혀 없음
(1) 거의 없음
(2) 가끔
(3) 자주

Q13. 집중력 문제: 수면 문제로 인해 집중하기 어려운 경우가 얼마나 됩니까?

(0) 전혀 없음
(1) 거의 없음
(2) 가끔
(3) 자주

Q14. 기분 변화: 수면 부족으로 인해 낮에 얼마나 자주 짜증이 나거나 기분이 나빠집니까?

(0) 전혀 없음
(1) 거의 없음
(2) 가끔
(3) 자주

Q15. 사회적 상호작용 영향: 수면 문제가 사회적 상호작용에 얼마나 영향을 미칩니까?

(0) 전혀 없음

(1) 약간
(2) 중간 정도
(3) 매우 많이

아래의 평가 기준은 일반적인 추정치이며, 개인별로 수면 문제에 대한 경험이 다를 수 있음을 고려해야 합니다. 정확한 평가 및 진단은 전문가와의 상담을 통해 이루어져야 합니다.

- 건강한 상태 -
- 점수 범위: 0~14점
- 특징: 전반적으로 수면의 질과 관련된 문제가 거의 없으며, 일상 생활에 부정적인 영향이 미미함.

- 경미한 불면증 -
- 점수 범위: 15~24점
- 특징: 가벼운 수면 문제를 경험하며 가끔 불편을 느끼지만, 일상 생활에 주는 영향은 비교적 적음.

- 중등도 불면증 -
- 점수 범위: 25~34점

- 특징: 지속적이고 눈에 띄는 수면 문제가 있으며, 이는 일상 활동과 기분에 중대한 영향을 미침.

- 심각한 불면증 -
- 점수 범위: 35~45점
- 특징: 매우 심각한 수면 문제로 인해 일상 생활의 여러 측면이 크게 방해받고 기능이 저하됨.

Chapter 2

작전 2:
충분한 수면의 혜택과 수면 부채의 리스크를 인식하라!

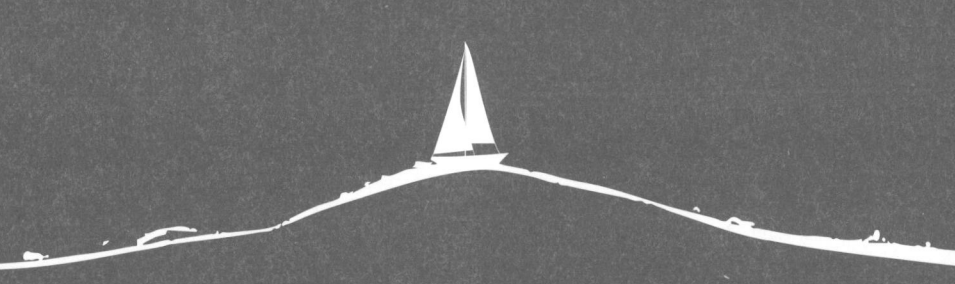

성공적인 삶을 위해 무엇이 필요할까? 돈, 시간, 노력... 물론 중요하다. 하지만 이 모든 것을 뛰어넘는 가장 중요한 요소는 바로 '수면'이다. 우리의 생활에 여러 가치가 있지만, 그 가운데서도 '최고의 투자 종목'으로서 수면의 중요성을 강조하고 싶다. 이 주장은 이전부터 많은 전문가들에 의해 강조되어 왔다. 이 장에서는 그 주장을 근거와 함께 증명하고, 충분한 수면이 가져다주는 혜택과 수면 부채가 가져올 리스크를 함께 살펴보고자 한다.

현대 사회에서는 바쁜 일상과 끊임없는 활동으로 인해 수면의 중요성이 간과되기 쉽다. 그러나 충분한 수면은 우리의 신체와 정신 건강을 유지하는 데 필수적이다. 이번 장에서는 충분한 수면을 취하는 것이 가져오는 뇌 기능 향상, 다이어트 성공, 건강 증진 등의 혜택을 살펴보겠다. 또한, 수면 부채가 가져올 뇌 기능 저하, 식욕 통제력 상실, 질병 위험성 증가 등의 리스크에 대해서도 인식하고 경각심을 갖는 것이 중요하다. 충분한 수면의 놀라운 혜택과 수면 부채의 심각한 리스크를 제대로 이해하는 것은 수면 개선의 첫걸음이 된다.

이번 장에서는 이러한 혜택과 리스크에 대한 근거를 포괄적으로 살펴봄으로써 달성하고자 하는 전략적 목표인 숙면의 중요성을 깨닫게 될 것이다. 수면의 진정한 가치를 알게 된다면, 효율적인 수면 관리 방법을 통해 우리의 삶의 질과 행복을 확실하게 향상시킬 수 있을 것이다.

1.
뇌기능 향상 vs. 뇌기능 저하

　당신의 뇌는 밤마다 휴식을 취하며 다음 날을 준비한다. 충분한 수면을 통해 뇌 기능을 한층 더 향상시킬 수 있다는 사실을 얼마나 깊이 이해하고 있는가? 뇌 활동의 개선으로 학습 능력이 증가하고, 창의성이 폭발한다. 하지만 반대로, 수면 부채가 쌓이면 뇌 기능이 감소하며 집중력을 잃을 수 있다.

(1) 수면 부족의 인지적 영향

　충분한 수면은 뇌의 인지기능을 회복하기 위한 필수조건이다. 충분한 수면을 취하지 못하고 수면 부족 상태가 지속되면 다음과 같은 적어도 3가지 이유 때문에 뇌의 인지기능이 저하된다.

첫째, 에너지 부족. 24시간 잠을 자지 않는 상태가 계속되면 뇌로 보내지는 포도당의 양이 6% 감소된다. 특히 전전두피질(prefrontal cortex)과 두정엽(parietal lobe)의 포도당은 12%~14%나 감소된다. 뇌의 주된 에너지원인 포도당의 공급이 줄어들면 뇌 기능이 저하될 수 있다.[1]

둘째, 노폐물 축적. 뇌에는 노폐물을 제거하는 독자적인 시스템인 글림파틱 시스템(glymphatic system)이 존재한다.[2] 글림파틱 시스템은 눈을 뜨고 있을 때도 활동하고 있지만, 잠든 사이에는 10배 이상 활발해진다. 게다가 비렘(non-REM) 수면(서파수면) 동안 뉴런의 기능을 보조해주는 글리아 세포가 약 60%까지 축소되기 때문에 세포 간에 틈새가 생겨 거기에 뇌척수액이 세차게 흘러들어가 노폐물을 제거하는 효율이 더욱 높아진다.

단 하루의 밤샘(30시간 잠을 못 자게 함)으로 인해 40세라는 젊은 사람들에게도 알츠하이머병의 원인 물질인 아밀로이드 β 단백질이 해마, 해마회, 시상의 3개 영역에 축적된다는 사실이 확인되었다. 이는 깊은 잠인 서파수면을 이루지 못했기 때문일 수 있다. 서파수면장애는 아밀로이드 β 단백질을 뇌에 축적시킨다. 이러한 노폐물

---

[1] Hershey, T., Hazlett, E., Sicotte, N., Bunney, W. E. Jr (1991). The effect of sleep deprivation on cerebral glucose metabolic rate in normal humans assessed with positron emission tomography. *Sleep, 14*(2), 155-162.

[2] Jessen, N. A., Munk, A. S. F., Lundgaard, I., & Nedergaard, M. (2015). The glymphatic system: a beginner's guide. *Neurochemical research, 40*, 2583-2599.

이 뇌에 축적되면 기억력을 약화시키는 등 뇌 기능에 악영향을 미쳐 인지 기능 장애 등의 위험을 높인다.[3]

셋째, 기억용량 부족. 수면에는 뇌의 기억용량을 비우는 효과가 있다. 뇌는 수면 중에 새롭게 들어온 정보를 일시적인 소용량 보관고(해마)에서 장기적인 대용량 보관고(대뇌피질)로 이동시킨다. 뇌는 밤 동안 다음 날에 필요한 여유 용량을 충분히 확보하기 위해 새로 형성된 신경 세포 접합의 대부분을 제거하는 시냅스의 다운스케일링을 진행하고 있다. 수면 부족은 이러한 기억용량을 비우는 과정을 방해하며 뇌의 정보 처리 능력에 부정적인 영향을 미칠 수 있다.[4]

이상과 같이 수면이 부족하면 뇌의 에너지 부족, 노폐물 축적, 기억용량 부족 등으로 인해 다음과 같은 전두엽의 기능이 둔화된다는 많은 증거들이 존재한다.[5]

---

[3] Shokri-Kojori, E, Wang, G., Wiers, C. E., Demiral, S. B., Guo, M., Kim, S. W., Lindgren, E., Ramirez, V., Zehra, A., Freeman, C., Miller, G., Manza, P., Srivastava, T., De Santi, S., Tomasi, D., Benveniste, H., & Volkow, N. D. (2018). β-Amyloid accumulation in the human brain after one night of sleep deprivation. *Proceedings of the National Academy of Sciences of the United States of America (PNAS), 115*(17), 4483-4488.

[4] Vyazovskiy, V. V., Cirelli, C., Pfister-Genskow, M., Faraguna, U. & Tononi, G. (2008). Molecular and electrophysiological evidence for net synaptic potentiation in wake and depression in sleep. *Nature Neuroscience, 11*, 200–208.

[5] Lo, J. C., Lee, S. M., Teo, L. M., Lim, J., Gooley, J. J., Chee, M. W., (2016). Neurobehavioral impact of successive cycles of sleep restriction with and without naps in adolescents. *Sleep 40*, 1–13.

⟨수면 부족으로 인해 저하되는 전두엽의 기능⟩
▶ 주의력 유지
▶ 기억 인출
▶ 논리적 사고
▶ 적절한 판단
▶ 창의적인 발상
▶ 충동·감정 통제
▶ 동기 부여

일상적인 수면 부족은 정보를 저장하고 기억하는 능력, 문제 해결 능력, 의사소통 능력과 같은 고차원적인 인지 능력에 영향을 미치게 된다. 18세부터 100세까지(평균 연령 42세)의 전 세계 10,886명의 표본을 대상으로 12가지의 잘 정립된 테스트를 통해 인지 능력을 측정한 결과, 일반적으로 하룻밤에 7~8시간보다 적게 잔다고 답한 사람들의 인지 능력이 저하되어 있는 것으로 나타났다. (7~8시간보다 많이 잔다고 답한 사람들의 인지 능력도 저하되어 있는 것으로 드러났다.) 특히 추론 능력과 언어 능력에 큰 영향을 미쳤고, 반대로 단기 기억력에는 큰 영향을 미치지 않았다. 수면과 인지 능력 사이의 관계는 연령에 관계없이 변하지 않았으며, 이는 결국 모든 연령대에서 인지기능에 가장 적합한 수면 시간은 7~8시간이라는 것을 시사한다.[6]

---

6) Wild, C. J., Nichols, E. S., Battista, M. E., Stojanoski, B., & Owen, A. M. (2018).

평상시 수면 시간이 6시간 이하인 사람은 주의력, 집중력, 판단력, 기억력 등 뇌기능이 현저한 저하 상태가 되어 잠을 자지 않고 하루 밤을 보낸 것과 같은 정도의 인지기능과 작업능력이 제한적으로 발휘될 뿐이다.

게다가 수면 부족으로 인해 인지기능이 떨어져 있는 사람은 자기의 인지기능이 저하된 것을 과소평가한다.[7]

자신의 인지기능이 떨어져 있다는 사실을 지각하지 못하는 경우도 많다. 이는 수면 부족 상태에서는 인지기능이 제대로 작동하지 않고, 따라서 자신의 능력을 정확하게 평가하는 데 필요한 인지적 자원이 부족해지기 때문이다.

직장인의 경우, 수면 부족은 업무 성과(업무 수행, 조직 시민행동, 비생산적 업무행동)에 부정적인 영향을 미친다.[8] [9] 충분한 수면을 취하는

Dissociable effects of self-reported daily sleep duration on high-level cognitive abilities. *Sleep, 41*(12):zsy182. doi: 10.1093/sleep/zsy182.

7) Ehrlinger J., Johnson K., Banner M., Dunning D., & Kruger J. (2008). Why the Unskilled Are Unaware: Further Explorations of (Absent) Self-Insight Among the Incompetent. *Organizational Behavior and Human Decision Processes,105*, 98-121.

8) Barnes, C. M., Ghumman, S., & Scott, B. A. (2013). Sleep and organizational citizenship behavior: The mediating role of job satisfaction. *Journal of Occupational Health Psychology, 18*(1), 16–26.

9) Henderson, A. A., & Horan, K. A. (2021). A meta-analysis of sleep and work performance: An examination of moderators and mediators. *Journal of Organizational Behavior, 42*(1), 1-19.

조직원들은 집중력이 높아지고 창의성과 의사 결정 능력도 향상될 수 있다. 또한, 수면 부족은 조직 내 스트레스와 관련된 부정적인 결과를 초래할 수 있다. 수면 부족으로 인해 조직원들의 스트레스 수준이 증가하면 업무 성과가 저하되고 부정적인 결과가 더욱 두드러지게 나타날 수 있다.[10] [11]

직장인의 수면 부족은 다음과 같은 악순환을 초래할 수 있다.

① 수면 부족 ⇨ ② 수행능력 저하 ⇨ ③ 잔업 시간 증가 ⇨ ④ 귀가 시간 지연 ⇨ ① 수면 부족 ⇨ ② 수행능력 저하 ⇨ ……

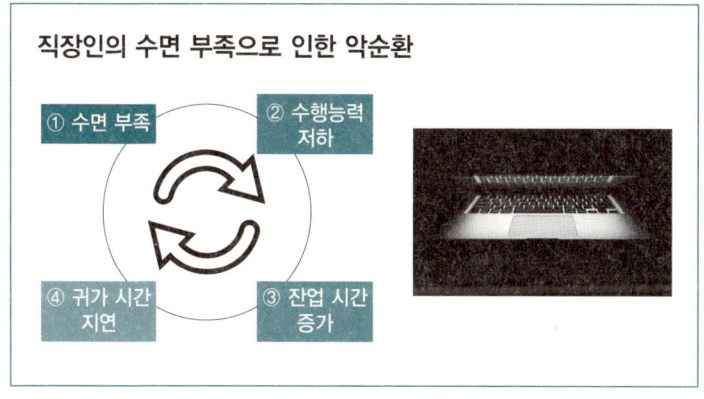

---

10) Barnes, C. M. (2012). Working in our sleep: Sleep and self-regulation in organizations. *Organizational Psychology Review, 2*(3), 234–257.
11) Barnes, C. M., & Watson, N. F. (2019). Why healthy sleep is good for business. Sleep Medicine Reviews, 47, 112–118.

학생의 경우, 수면 부족은 저조한 학업성적과 관련이 있다.[12]

(a)다양한 교육 수준의 학생들(초등학교부터 대학교까지)이 만성적으로 수면 부족을 겪거나 수면의 질이 좋지 않아 주간 졸음에 시달리고, (b)수면의 질과 양이 학생의 학습 능력 및 학업 성취도와 밀접한 관련이 있다. (c)수면 부족은 종종 학생들의 선언적 학습(사실이나 개념에 대한 지식의 학습) 및 절차적 학습(스킬의 학습)에 부진을 초래하고, (d)수면을 의도적으로 제한한 연구에서는 신경 인지 및 학업 성취도가 악화되는 것으로 나타났다. 수면을 최적화한 연구에서는 개선이 나타났다. 이러한 결과는 수면 손실에 취약한 전전두피질(prefrontal cortex)의 특정 관여와 관련이 있을 수 있다.[13]

매사추세츠 공과대학에서의 연구에 따르면, 한 학기 동안 시간이 길고 규칙적이며, 질이 높은 수면을 취한 학생일수록 학기말 시험의 성적이 좋았다. 또한 다른 연구에 의하면, 학업 성적이 우수한 고등학생일수록 일주기 리듬이 아침형인 경향을 보였으며 수면의 질이 좋고, 낮의 졸림 정도가 적었으며, 방과 후 스마트폰 사용 시간이 적었다. 이 연구에서 한국 고등학생의 평균 수면 시간은 주중 5시간 10~30분, 주말 7시간 30~40분으로 미국(주중 7시간 0~30

---

[12] Chiang, Y. C., Arendt, S., Zheng, T., & Hanisch, K. (2014). The effects of sleep on academic performance and job performance. College Student Journal, 48(1), 72-87.

[13] Curcio, G., Ferrara, M., & De Gennaro, L. (2006). Sleep loss, learning capacity and academic performance. *Sleep medicine reviews*, 10(5), 323-337.

분, 주말 8시간 30분), 일본(주중 6시간, 주말 8시간 30분) 그리고 중국(주중 7시간 30분, 주말 9시간 20~30분) 학생들의 수면 시간보다 크게 부족하였다.[14]

수면 부족은 의사 인턴들의 업무 수행 능력 및 스트레스 레벨에 부정적인 영향을 미친다.[15] 수면이 부족한 의사는 충분한 수면을 취한 의사에 비해 업무를 완료하는 데 시간이 14% 더 걸리고, 실수를 할 확률이 20% 이상 높았다.[16] 이는 충분한 수면을 취할 때 8시간이면 할 수 있는 업무가 수면이 부족해지면 9시간 이상 걸린다는 것을 의미한다.

젊은 운동선수들을 대상으로 한 조사에서 시즌 중의 만성적인 수면 부족이 부상 위험을 크게 증가시키는 것으로 나타났다. 평균 수면 시간이 9시간인 사람에 비해 8시간인 사람은 약 2배, 7시간인 사람은 약 4배, 6시간인 사람은 약 5배 부상을 입을 위험이 높았다.[17]

---

14) 이준석, 김근태, 조용원 (2019). 남녀 고등학생들에서 수면과 학업성적 간의 관계. 대한신경과학회지, 37(3), 262-268.

15) Choshen-Hillel, S., Ishqer, A., Mahameed, F., Reiter, J., Gozal, D., Gileles-Hillel, A., & Berger, I. (2021). Acute and chronic sleep deprivation in residents: cognition and stress biomarkers. *Medical Education, 55*, 174–184.

16) Howard, S. K. (2005). Sleep deprivation and physician performance: Why should I care? *Baylor University Medical Center Proceedings, 18*(2), 108–112.

17) Milewski, M. D., Skaggs, D. L., Bishop, G. A., Pace, J. L., Ibrahim, D. A., Wren, T. A., & Barzdukas, A. (2014). Chronic Lack of Sleep is Associated With Increased Sports Injuries in Adolescent Athletes. *Journal of Pediatric Orthopaedics*,

일상적으로 수면 시간이 7시간에 못 미친 사람에게는 집중력이 순간적으로 끊어지는 '마이크로 슬립(microsleeps)'이라고 불리는 현상이 일어난다. 뇌 활동이 몇 초 동안 떨어지게 된다. 마이크로 슬립 동안 뇌는 시각을 포함한 모든 지각이 차단되어 외부 세계의 정보에 반응하지 못한다. 한 실험에서 6시간 수면을 10일간 계속하면 마이크로 슬립의 영향으로 24시간 잠을 자지 않았던 사람과 같은 수준까지 과제 수행 능력이 떨어졌다. 또한, 19시간 연속으로 일어나 있던 사람들(아침 7시에 깨어난 사람이 오전 2시까지 잠을 자지 않고 있는 상태)은 법률상의 음주 상태로 분류되는 사람들(혈중 알코올 농도 0.08%)과 동일한 정도까지 과제 수행능력이 떨어졌다. 드라이빙 시뮬레이터를 사용한 실험에서 술은 안 마셨지만 수면이 부족한(4시간 수면) 운전자는, 수면은 충분하지만 술에 취한 운전자만큼이나 위험한 것으로 나타났다. 즉, 8시간 수면을 취하고 술도 안 마신 운전자에 비해 운전 실수(주행 차선 밖으로 차량이 이탈되는 것)가 6배로 늘어났다. 수면이 부족하면서 동시에 술에 취한 운전자는 운전 실수가 무려 30배로 증가했다.[18)]

AAA교통안전기금의 조사 결과, 수면 시간이 7시간 미만이 되면 자동차 사고를 일으키는 위험은 1.3배, 6시간 미만이 되면 1.9

34(2), 129-133.

18) Walker, M. P. (2018). *Why We Sleep: The New Science Of Sleep and Dreams*. London, UK: Penguin Books.

배, 5시간 미만은 4.3배, 4시간 미만은 11.5배가 되는 것으로 드러났다. 수면 시간이 1시간 줄어들 때마다 사고 위험은 비약적으로 증가한다.[19]

수면 부족은 치매 위험을 높인다. 수면 시간이 하루 6시간 이하인 사람은 7시간 이상인 사람에 비해 치매 위험이 30% 높다. 프랑스 파리대 연구팀은 영국 유니버시티 칼리지 런던(UCL) 연구진이 1985년부터 25년간 모은 약 8000명의 데이터를 분석했다. 이들 중 521명이 치매에 걸렸는데, 수면 시간이 평균 6시간 이하인 경우 7시간 이상 수면한 사람들에 비해 치매에 걸릴 위험이 30%나 높다는 결과가 나왔다. 특히 50대의 평소 수면 시간이 6시간 이하인 사람들은 치매 위험이 22% 높았고, 60대의 경우는 수면이 부족하면 치매 위험이 37% 높았다.[20]

한편, 고령자 시설에서 진행된 연구에 따르면, 치매 증상을 보이는 노인에게 아침에 태양 빛을 쬐게 하고 저녁에 멜라토닌 보충제를 섭취하게 한 결과, 정상적인 수면-각성 리듬에 가까워지면서

---

[19] Foundation for Traffic Safety. (2016). Acute Sleep Deprivation and Crash Risk. accessed at https://www.aaafoundation.org/acute-sleep-deprivation-and-crash-risk.

[20] Sabia, S., Fayosse, A., Dumurgier, J., van Hees, V. T., Paquet, C., Sommerlad, A., Kivimäki, M., Dugravot, A., & Singh-Manoux, A. (2021). Association of sleep duration in middle and old age with incidence of dementia. *Nature Communications 12*, Article number: 2289.

기억력과 정신 상태(일반적인 치매 증상) 악화 속도가 둔화되었다고 한다.[21]

영국 케임브리지대와 중국 푸단대 연구진이 영국 바이오뱅크에 등록된 38~78세 성인 50만 명의 데이터를 분석한 결과, 중년 이후 최적의 수면 시간은 7시간으로 나타났다. 7시간 자는 사람들이 시각적 집중력, 기억력, 뇌의 정보 처리 속도, 문제 해결 능력 같은 인지 능력 시험에서 가장 우수한 점수를 냈다. 수면의 영향을 가장 많이 받는 뇌 영역은 기억 중추인 해마가 포함된 영역이었다. 잠을 너무 많이 자거나 적게 자면 뇌의 부피가 작아지는 것으로 나타났다. 또한, 하루 7시간 수면을 취한 경우와 비교했을 때, 수면 시간이 더 길거나 짧으면 불안이나 우울증 위험이 높아지는 것으로 나타났다. 즉, 하루 7시간 수면이 뇌의 인지 능력과 정신 건강에 가장 좋은 효과를 내는 것으로 드러났다.[22]

(2) 수면 부족의 정서적 영향

---

21) Mishima, K., Okawa, M., Hishikawa, Y., Hozumi, S., Hori, H., & Takahashi, K. (1994). Morning bright light therapy for sleep and behavior disorders in elderly patients with dementia. *Acta Psychiatrica Scandinavica*, 89, 1-7.

22) Li, Y., Sahakian, B. J., Kang, J., Langley, C., Zhang, W., Xie, C., ... & Feng, J. (2022). The brain structure and genetic mechanisms underlying the nonlinear association between sleep duration, cognition and mental health. Nature Aging, 1-13.

수면 부족은 인지뿐만 아니라 정서에도 부정적인 영향을 미친다. 19개 논문을 메타분석한 결과, 수면 부족은 인지 기능이나 운동 기능보다 기분에 더 큰 변화를 일으키는 것으로 나타났다.[23]

3,000명 이상의 고등학생을 대상으로 한 연구를 포함해 청소년을 대상으로 한 여러 연구 결과에 따르면, 수면 부족은 우울감, 불안, 행동 문제, 알코올 사용과 관련 있는 것으로 나타났다.[24]

그럼에도 불구하고 횡단 연구만으로는 수면이 기분이나 불안 수준에 영향을 미치는지, 아니면 기분이나 불안 수준이 수면에 영향을 미치는지 명확하게 밝혀지지 않았다. 반면, 2,200명 이상의 중학생(11~14세)을 대상으로 3년간 진행된 대규모 종단연구에 따르면, 스스로 수면 부족을 보고한 경우 시간이 지남에 따라 더 많은 우울 증상과 낮은 자존감을 보이는 것으로 나타났다.[25]

수면이 부족하면 사소한 일에도 분노를 느끼는 경향이 높아진다. 의료인턴을 대상으로 수면 부족 상태에서 업무 수행과 감정적 반응을 시뮬레이션하는 실험 연구를 진행한 결과, 수면이 부족한

---

[23] Pilcher, J. J., & Huffcutt, A. I. (1996). Effects of sleep deprivation on performance: A meta-analysis. *Sleep, 19*(4), 318-326.

[24] Carskadon, M. A. (1990). Patterns of sleep and sleepiness in adolescents. *Pediatrician 17*(1), 5-12.

[25] Fredriksen, K., Rhodes, J., Reddy, R., & Way, N. (2004). Sleepless in Chicago: Tracking the effects of adolescent sleep loss during the middle school years. *Child Development 75*(1), 84-95.

인턴들은 업무 상황에 대해 더 부정적이고 공격적인 감정을 느끼는 경향을 보였다. 더 나아가 이러한 감정적 반응은 업무 수행에도 부정적인 영향을 미치는 것으로 나타났다.[26]

40명의 상사와 120명의 부하를 대상으로 3개월 동안 수면 시간과 리더십의 관계를 추적 조사한 연구에서도 수면 부족은 상사와 부하 모두에게서 나타나는 적대감을 통해 관계의 질에 대한 인식에 영향을 미치는 것으로 나타났다. 즉, 수면 부족은 서로 적대감을 갖게 하여 인간관계에 부정적인 영향을 미치는 것이다. 흥미롭게도, 연구 결과에 따르면 개인은 자신의 수면 부족이 타인과의 관계에 미치는 부정적인 영향을 인지하지 못하는 것으로 나타났다. 다시 말해, 상사와 부하 모두 자신의 수면 부족으로 인해 서로의 관계가 손상될 수 있다는 사실을 인지하지 못하는 것이다.[27]

외로움과 사회적 고립은 사망 위험을 현저하게 증가시킬 뿐 아니라, 수면 장애를 포함한 수많은 정신적 및 신체적 동반 질환과 관련이 있다. 하지만 수면 부족이 외로움을 유발하는 원인일까? Ben Simon과 Walker는 수면 부족이 사회적 위축과 외로움이라는 신경 및 행동 표현형을 유발하고, 이는 다른 사람들이 인지하

---

26) Zohar, D., Tzischinsky, O., Epstein, R., & Lavie, P. (2005) The effects of sleep loss on medical residents' emotional reactions to work events: a cognitive-energy model. *Sleep 28*, 47–54.

27) Guarana, C. L., & Barnes, C. M. (2017). Lack of sleep and the development of leader-follower relationships over time. Organizational Behavior and Human Decision, 14, 57-73.

여 결과적으로 사회 구성원을 더 외롭게 만든다는 가설을 검증하기 위해 다음과 같은 실험을 진행했다. 먼저, 18명의 남녀에게 '수면 부족의 날'을 만들어 달라고 요청한 다음, 수면이 부족한 참가자에게 '사람이 조금씩 다가오는 동영상'을 보여주고, '더 이상 다가오지 않았으면 하는 거리'를 측정하게 했다.[28] 실험 결과, 수면이 부족한 경우 '더 이상 가까이 오지 않았으면 하는 선'이 60%나 더 멀어졌다! 잠이 부족하면 평소보다 더 주변 사람들을 더 멀리하려는 경향을 보인다는 것이다. 또한, 실험 참가자들의 뇌를 스캔한 결과, 수면이 부족한 사람들은 '사회적 혐오'와 관련된 영역이 활성화되어 있었다. 다시 말해, 잠이 부족하면 평소보다 더 자기만의 공간을 지키고 싶어 한다는 것이다.

이어지는 관찰 연구에서는 1,033명을 대상으로 다음과 같은 실험이 진행되었다. 연구팀은 실험 참가자 1,033명에게 '낯선 두 사람이 토론하는 동영상'(이 중 한 명은 수면이 부족한 상태임)을 보여준 후, 동영상 속 인물들이 '얼마나 매력적인지' 또는 '얼마나 외로워 보이는지'를 평가하도록 했다. 흥미롭게도, 실험 참가자들은 누가 수면 부족인지 알려주지 않았음에도 불구하고, 수면이 부족한 사람들을 거의 정확하게 '외로워 보이고 매력적이지 않다'고 판단했다. 연구자들은 지난 수십 년 동안 외로움이 눈에 띄게 증가한 반면, 수면 시간은 줄어들었다는 사실을 지적하며 이러한 현상이 결코

---

28) Ben Simon, E., & Walker, M. P. (2018). Sleep loss causes social withdrawal and loneliness. *Nature Communications*, 9(1), 3146.

우연이 아닐 것이라고 주장한다.[29] 즉, 수면 부족은 사람들을 비사교적으로 만들고, 결과적으로 외로움에 더 취약하게 만든다는 것이다.

긍정적 감정은 부정적 감정보다 더 쉽게 수면 부족의 영향을 받을 수 있다. 52명의 참가자를 대상으로 수행된 연구에서 단 2시간의 수면 부족이 기쁨과 같은 긍정적 감정을 저하시키는 영향이 나타났다. 실험에서 7일 동안 습관적인 수면을 유지한 후, 참가자들은 연구 프로토콜의 마지막 3일 밤 동안 평균 수면 시간보다 2시간 적게 자도록 요청받았다. 참가자들의 감정을 평가한 결과, 기쁨이나 성취감 같은 긍정적인 감정은 실험 시작 후 3일 동안 지속적으로 감소했으며, 특히 3일째 되는 날 가장 큰 폭의 감소를 보였다. 반면, 부정적인 감정 변화는 관찰되지 않았다.[30] 이러한 결과는 이전 연구와 일치한다.[31]

수면 부족이 사람들의 일상적인 행복감에도 부정적인 영향을 미칠 수 있다. 909명의 여성을 대상으로 사람들이 하루 동안 경험

---

29) Ben Simon, E., Rossi, A., Harvey, A. G., & Walker, M. P. (2020). Overanxious and underslept. *Nature, 636. Human Behaviour, 2020*(1), 100-110.

30) Saksvik-Lehouillier, I., Saksvik, S. B., Dahlberg, J., Tanum, T. K., Ringen, H., Karlsen, H. R., et al. (2020). Mild to moderate partial sleep deprivation is associated with increased impulsivity and decreased positive affect in young adults. *Sleep, 43*, zsaa078.

31) Lo, J. C., Lee, S. M., Teo, L. M., Lim, J., Gooley, J. J., Chee, M. W., (2016). Neurobehavioral impact of successive cycles of sleep restriction with and without naps in adolescents. *Sleep, 40*, 1–13.

한 다양한 활동, 감정, 사회적 상호작용 등을 다시 회상하고 기록하도록 하는 일일 재구성 방법(Day Reconstruction Method)으로 수면이 부족한 날과 충분한 수면을 취한 날의 개인의 행복감을 비교한 연구에 따르면, 수면이 부족한 날은 행복감이 감소하는 경향이 있었다. 수면 부족은 업무에 대한 압박감에 더 취약하게 만들고, 일상 경험에 부정적인 영향을 미치며, 이로 인해 행복감이 저하된 것으로 나타났다.[32]

청년들을 대상으로 수면과 행복의 관계를 조사한 한 연구에 따르면,[33] 충분한 수면은 인구통계학적, 사회적, 경제적 변인을 통제하고서도 삶의 만족도와 유의한 정적 상관이 있었다. 그리고 인과관계를 검토한 결과, 2주 동안의 좋은 수면뿐만 아니라 하루 동안의 좋은 수면도 삶의 만족도를 높이는 데 기여하는 것으로 드러났다. 이러한 수면과 행복의 관련성은 부분적으로 기억의 긍정성 편향에 기인하는 것으로 나타났다. 즉, 잠을 잘 자는 것은 사람들이 일상의 기억을 더욱 긍정적으로 재구성하도록 돕고, 이는 결과적으로 삶의 만족도를 높인다는 것이다. 반대로 수면 부족은 부정적으로 평가되는 감정 정보로부터 주의를 돌릴 수 있는 개인의 능

---

[32] Kahneman, D., Krueger, A. B., Schkade, D. A., Schwarz, N., & Stone, A. A. (2004). A survey method for characterizing daily life experience: The day reconstruction method. *Science, 306*(5702), 1776-1780.

[33] 신지은, 김정기, 임낭연 (2017). 청년기의 수면과 행복: 기억의 긍정성 편향을 중심으로. 한국심리학회지: 문화 및 사회문제, 23, 271-293.

력을 감소시켜 반복적 부정적 사고를 증가시킬 수 있다.[34]

수면이 부족하면 왜 부정적 감정이 증폭되는 것인가? Walker와 van der Helm은 수면 부족이 정서와 관련되는 뇌 활동에 미치는 영향을 조사하기 위해 건강한 젊은 성인을 대상으로 실험을 실시했다.[35] 실험은 밤을 샌 그룹과 정상적으로 수면을 취한 그룹으로 나누어 이루어졌다. 다음 날 MRI로 뇌를 스캔할 때, 각 그룹에게는 정서적으로 중립적인 사진(예: 바구니, 나뭇가지)부터 부정적인 감정을 유발하는 사진(예: 불타는 집, 다가오는 뱀)을 보여주었고, 이를 통해 각 그룹의 부정적인 자극에 대한 반응을 기록하였다. MRI 이미지 분석 결과, 수면 부족 그룹은 특히 "투쟁-도피" 스트레스 반응과 관련된 부위인 편도체(amygdala)에서 높은 활성을 나타내었다. 반대로 충분한 수면을 취한 그룹은 동일한 사진에 대해 편도체의 활성이 억제되어 있었다.

수면이 부족하면 왜 감정 중추인 편도체의 과잉반응이 생기는 것인가? 충분한 수면을 취한 사람들은 사고, 판단, 의사 결정과 같은 고차 뇌 기능(higher brain functions)을 담당하는 전전두피질(prefrontal

---

[34] Nota, J. A., Coles, M. E., (2018). Shorter sleep duration and longer sleep onset latency are related to difficulty disengaging attention from negative emotional images in individuals with elevated transdiagnostic repetitive negative thinking. *Journal of Behavior Therapy and Experimental Psychiatry*, 58, 114–122.

[35] Walker, M. P., & van der Helm, E. (2009). Overnight therapy? The role of sleep in emotional brain processing. *Psychological Bulletin*, 135(5), 731–748.

cortex)과 편도체 사이의 강한 연결로 인해 감정을 조절하고 있다. 이는 부정적인 감정의 '액셀러레이터(가속기)'인 편도체와 '브레이크'인 전전두피질의 균형이 잡혀 있는 상태다. 충분한 수면은 감정을 조절하는 뇌의 전전두피질의 메커니즘을 회복시켜 정서적, 생리적 반응의 과민성을 낮춘다. 그 결과, 불안의 확대를 방지할 수 있다. 그러나 수면 부족 상태에서는 전전두피질과 편도체 간의 강한 연결이 약해진다. 원시적인 감정을 억제할 수 없는 상태가 된다. 수면 부족은 불안감을 30%나 증가시킨다.[36] 감정의 '액셀러레이터'인 편도체는 가속되고, '브레이크'인 전전두피질은 거의 작동하지 않는 상태다. 충분한 수면을 취해 이성을 확보하지 않으면 감정이 제어를 잃게 되는 것이다. 또한 5일 동안 하루 5시간씩만 자도 밤을 새운 것과 같은 효과가 나타난다.[37] 즉, 밤새도록 깨어 있는 유형의 수면 부족뿐만 아니라 며칠 동안 짧은 수면 시간을 겪은 유형의 수면 부족에서도 뇌의 감정 억제 기능에 동일한 부정적 영향을 미침을 의미한다. 수면 부족은 전전두피질과 편도체 간의 연결을 약화시켜 편도체 활성화에 대한 통제를 상실하게 만들고, 그 결과 부정적 감정이 증폭된다.

그런데, 수면 부족으로 인한 감정 억제 기능의 약화는 부정적

---

[36] Ben Simon, E., Rossi, A., Harvey, A. G., & Walker, M. P. (2020). Overanxious and underslept. *Nature, 636. Human Behaviour, 20204*(1), 100-110.

[37] Walker, M. P. (2018). *Why We Sleep: The New Science Of Sleep and Dreams*. London, UK: Penguin Books.

감정뿐만 아니라 긍정적 감정에도 유사하게 나타난다.[38] 연구자들은 이어서 수면이 부족한 사람들을 대상으로 복잡한 과제 해결이나 성공적인 성과 달성과 같은 일에 대한 고액 보상을 기대시키는 등의 긍정적 자극에 대한 반응을 조사했다. 연구 결과, 그들은 편도체와는 다른 감정 중추인 선조체(striatum)의 활성화를 확인했다. 이 부위는 편도체의 상단과 뒷부분에 위치한다. 선조체는 도파민이 풍부하게 분포되어 있어, 충동 및 보상 조절에 중요한 역할을 하는 부위다. 선조체는 주로 보상, 학습, 그리고 운동과 같은 기능을 담당하는데, 보상과 관련된 신호를 처리하고, 그 결과 우리가 행동을 학습하게 된다. 수면이 부족한 사람은 보상에 대한 기대나 쾌감을 경험할 때 선조체가 과도하게 활성화되었다. 이는 편도체의 경우와 마찬가지로 선조체와 전전두피질 간의 연결이 상실되어 발생한 결과였다.

요약하자면, 수면 부족 상태의 뇌는 지속적으로 부정적 상태에 놓여있는 것이 아니다. 오히려 경우에 따라 긍정적 상태와 부정적 상태 사이를 격렬하게 오가고 있는 것일 수 있다. 즉, 감정의 변동 폭이 커질 수도 있는 것이다.

다음으로 충분한 수면이 부정적 감정을 해소하는 기제와 관련

---

38) Walker, M. P. (2009). The role of sleep in cognition and emotion. *Annals of the New York Academy of Sciences, 1156*, 168-197.

하여 Walker와 van der Helm은 '꿈의 야간 심리치료 가설'을 제안했다.[39] 이 가설은 렘수면 단계에서 뇌 내에 발생하는 스트레스 호르몬 노르아드레날린의 분비가 감소하여, 감정에 특화된 기억이 안전한 환경에서 재처리되어 해당 경험과 관련된 부정적 감정이 해소된다는 가설이다. 렘수면은 뇌의 편도체와 해마 관련 활동을 촉진시킨다. 이로 인해 경험과 관련된 슬픔, 공포, 분노와 같은 부정적 감정이 제거되거나 완화되며, 새로운 경험과 기억을 재평가하고 기존의 기억과 통합하는 과정이 일어난다. 이러한 렘수면의 기능은 자연적인 심리치료 메커니즘으로 작용하여 정신적인 안정을 촉진할 수 있다고 주장한다. 이 가설은 다음과 같은 실험을 통해 지지되었다.

실험 참가자인 건강한 젊은 성인들은 부정적 감정을 일으키는 이미지를 보면서 뇌의 활동을 MRI로 기록했고 12시간 후, 동일한 이미지를 다시 보게 되었다. 이때 연구자들은 참가자들의 뇌의 활동뿐만 아니라 개인적인 감정도 기록했다. 다만, 참가자들은 무작위로 두 그룹으로 나뉘었는데, 첫 번째 그룹은 테스트를 아침과 밤 하루에 두 번 진행했으며, 두 번째 그룹은 밤과 아침으로 테스트를 이틀에 걸쳐 진행했다. 첫 번째 그룹은 12시간 동안 계속해서 깨어 있었고, 두 번째 그룹은 밤 동안 충분히 잠을 잤다. 결과적으로, 밤 동안 충분히 잠을 잔 그룹은 두 번째 이미지를 볼 때 첫 번

---

39) Walker, M. P., & van der Helm, E. (2009). Overnight therapy? The role of sleep in emotional brain processing. *Psychological Bulletin, 135*(5), 731–748.

째 때보다 더 진정된 감정을 느꼈으며, MRI 결과에서도 부정적인 감정을 조절하는 편도체의 활동이 줄어든 것이 확인되었다. 수면을 취한 그룹은 전전두피질의 활동 또한 활성화되었는데, 이는 논리적 사고를 담당하는 전전두피질이 활성화됨으로써 부정적인 감정을 효과적으로 제어할 수 있음을 시사한다. 그러나 계속 깨어 있었던 그룹은 이러한 변화를 나타내지 않았으며, 감정적인 반응이 처음과 같이 강하게 나타났다.[40]

다만, 부정적 감정을 해소하기 위해서는 렘수면에서 꿈을 꾸는 것만으로 충분하지 않을 수 있다. 이혼과 같은 정신적 트라우마로 우울증 증상을 보이는 사람들의 꿈을 조사한 연구에 따르면,[41] 트라우마를 겪은 후 해당 경험의 꿈을 꾼 사람들만이 이후에 우울증 상태를 벗어나고 마음의 문제를 극복하는 것으로 드러났다. 그들은 사건 1년 후에는 완전한 회복 상태에 도달했다. 그러나 불쾌한 경험과 관련된 꿈을 꾸지 않았던 사람들은 해당 경험을 극복하지 못하고, 1년이 지나도 우울증 상태를 벗어날 수 없었다. 이 조사 결과에 따르면, 렘수면에서 꿈을 꾸는 것만으로는 트라우마를 치유할 수 없다는 것이다. 힘들었던 경험과 관련된 부정적인 감정을 해소하려면 해당 감정과 관련이 있는 꿈을 꾸어야만 한다는 결

---

40) Walker, M. P., & van der Helm, E. (2009). Overnight therapy? The role of sleep in emotional brain processing. *Psychological Bulletin, 135*(5), 731-748.

41) Cartwright, R., Young, M. A., Mercer, P., & Bears, M. (1998). Role of REM sleep and dream variables in the prediction of remission from depression. *Psychiatry Research, 80*(3), 249-255.

론이 내려졌다.

    수면이 부족하면 부정적 감정이 증폭되는 또 다른 이유는 수면 부족으로 인해 표정 인식에 문제가 생기기 때문일 수 있다. 사람들은 충분한 수면을 취하지 못하면 상대방의 표정을 읽는 능력이 저하된다. 한 실험에서 18명의 건강한 성인 참가자들에게 호의적인 표정부터 적대적인 표정까지 7가지 종류의 사람 표정 이미지를 보여주고 뇌 활동과 심박수를 측정했다. 실험은 참가자들이 충분한 수면을 취한 상태와 수면 부족 상태 두 가지 조건에서 각각 두 번씩 진행되었다. 결과적으로 수면이 부족한 상태일 때, 참가자들은 뇌의 감정 인식과 관련된 섬피질(insular cortex)과 전대상피질(anterior cingulate cortex)의 활성화가 저하되었다. 이는 이미지 속 표정이 "호의적인지, 적대적인지" 구별하는 데 어려움을 겪게 만들었다. 더욱이 수면이 부족하면 상대방이 호의적인 표정을 지어도 자신을 적대적으로 보고 있다고 잘못 인식하는 경향을 보였다. 반대로 충분한 수면을 취한 상태에서는, 특히 렘수면의 질이 높을수록, 뇌와 몸은 상대방의 표정을 정확하게 읽을 수 있었다. 수면 중에 꾸는 꿈은 우리 감정의 나침반을 한 번 리셋하는 작용을 한다.[42] 수면 부족 상태에서는 주변 사람들이 적대적이라는 잘못된 인식 때문에 분노나 고독감이 증가될 수 있는 것이다.

---

42) Goldstein-Piekarski, N., Greer, S. M., Saletin, J. M., & Walker, M. P. (2015). Sleep Deprivation Impairs the Human Central and Peripheral Nervous System Discrimination of Social Threat Andrea. *Journal of Neuroscience, 35*(28), 10135-10145.

(3) 수면 부족의 동기적 영향

수면 부족은 목표 달성을 위한 의욕을 저하시킬 수 있다. 수면이 부족하면 인지 수행에 더 많은 노력이 필요하고 수행에 대한 내재적 동기가 감소하는 것으로 경험된다. 이는 수면 부족이 생리적 변화(예: 각성 감소, 미세 수면의 침입)를 유발하여 광범위한 인지 영역의 수행 능력에 부정적인 영향을 미치는 것과 관련이 있다.[43] 수면 부족은 에너지 자원 접근성에도 영향을 미쳐 추가적인 에너지 소모를 요구하는 작업 수행에 어려움을 초래한다.[44] 수면 부족은 번아웃(burnout)의 요인으로도 주목받고 있다.[45] [46] 실제로 수면의 질이 낮거나 수면 시간이 부족한 경우, 피로감 증가 및 냉소주의(cynicism) 심화 경향이 나타난다. 또한 규칙적인 수면 습관을 통해 안정적인 수면 리듬을 유지하는 사람일수록 직무효능감을 얻

---

43) Massar, S. A. A., Lim, J., & Huettel, S. A. (2019). Sleep deprivation, effort allocation and performance. Progress in Brain Research, 246, 1-26.

44) Engle-Friedman, M. (2014). The effects of sleep loss on capacity and effort. *Sleep Science, 7*(4), 213-224.

45) Pagnin, D., de Queiroz V., Carvalho Y. T. M. S., Dutra, A. S. S. Amaral, M. B. & Queiroz, T. T. (2014). The Relation Between Burnout and Sleep Disorders in Medical Students. *Academic Psychiatry, 38*, 438-444.

46) Söderström, M., Jeding K., Ekstedt M., & Perski, A. (2012). Insufficient Sleep Predicts Clinical Burnout.," *Journal of Occupational Health Psychology, 17*(2), 175-183.

기 쉽다.[47] 이상과 같이 수면 부족은 목표지향적인 동기를 저하시킨다.

또한 수면 부족은 긍정적인 동기를 약화시킬 뿐만 아니라 부정적인 충동을 증폭시키거나 그에 대한 통제력을 상실하게 한다는 증거들이 있다. 충동을 조절하고 유혹을 극복하는 것(즉, 자제력)은 생산적인 삶을 살기 위한 핵심 요소다. 수면이 자제력의 중요한 예측 변수임을 나타내는 문헌은 점점 늘어나고 있다. 61개의 독립 연구를 포함한 메타분석 연구에 따르면, 일반적으로 수면의 질과 수면 시간은 모두 자기 통제력과 관련이 있다.[48] 반면, 수면 부족은 전두엽 활동을 저해하여 자기 통제력을 감소시키고, 결과적으로 직장 내 무례한 행동이나 회사 일에 헌신하지 않는 행동을 할 가능성이 높아진다.[49]

짧은 수면 시간은 더 높은 수준의 공격성과 관련이 있다. 실험 연구에서는 상반된 결과도 일부 나왔지만, 관찰 연구는 이러한 연

---

47) 高橋大樹, 渡部博志, 積田淳史, 宍戸拓人 (2018). 睡眠と大学生活―学修成果・授業への取り組み方・大学への適応・バーンアウトの観点から―. *Annual report of the Institute of Political Science & Economics, Musashino University, 17*, 111-152.

48) Guarana, C. L., Ryu, J. W., O'Boyle, E. H. Jr., Lee, J., & Barnes, C. M. (2021). Sleep and self-control: A systematic review and meta-analysis. Sleep Medicine Reviews, 59, Article number: 101514. https://doi.org/10.1016/j.smrv.2021.101514.

49) 임창희 (2014). 수면 부족이 직장무례함과 반생산적 행동에 미치는 영향: 자아통제력의 매개역할을 중심으로. 조직과 인사관리연구, 38(4), 27 - 53.

관성을 강력하게 뒷받침하고 있다.[50] 개인 내 수면 부족의 증가는 청소년기에서 청년기로 전환하는 동안 감각 추구와 반사회적 행동 사이의 연관성을 강화한다. 또한 개인 내 수면의 변화는 이러한 전환기의 충동성 및 감각 추구 변화와도 관련이 있는 것으로 나타났다.[51]

수면이 부족하면 충동적으로 위험한 선택을 하게 될 수도 있다. 피험자 내 설계를 통해 7일 연속 수면 제한 후에 재정적 위험 감수 행동을 일반 수면 상태와 비교하여 평가한 연구 결과에 따르면, 만성적인 수면 제한은 위험 추구를 증가시키는 것으로 나타났다. 그러나 하룻밤의 급성 수면 부족 후에는 이러한 현상이 관찰되지 않았다. 만성적인 수면 부족 상태인 참가자들은 수면 부족 시간이 길어질수록 더 위험한 결정을 내리게 되었다. 그러나 모든 참가자는 '수면 부족이 되기 전에도 같은 결정을 내렸을 것'이라고 답했다. 만성적으로 수면이 제한된 피험자의 경우, 위험 행동과 관련이 있는 것으로 알려진 우측 전전두피질의 서파수면 강도가 낮았으며, 주관적으로 인지하지 못하는 상태에서 위험 추구를 증가

---

50) Van Veen, M. M., Lancel, M., Şener, O., Verkes, R. J., Bouman, E. J., & Rutters, F. (2022). Observational and experimental studies on sleep duration and aggression: A systematic review and meta-analysis. Sleep Medicine Reviews, 64, Article number: 101661.

51) Partin, R. D., Hare, M., Meldrum, R. C., Trucco, E. M. (2022). Sleep problems and self-control: An examination of reciprocal effects across childhood and adolescence. Journal of Criminal Justice, 82, Article number: 101995.

시킬 수 있다는 사실이 드러났다.[52] 다만, 하룻밤의 수면 부족도 건강한 참가자들의 의사 결정 과정에서 위험요소로 작용할 수 있다. 이로 인해 참가자들은 손실을 방어하는 방향보다는 더 많은 이익을 추구하도록 전략을 전환하게 된다는 연구결과도 있다.[53]

불충분한 수면은 청소년의 자살 생각과 자살 시도의 위험 요인이기도 한다.[54] 8,000명 이상의 대만 청소년을 대상으로 수면 시간과 자살률의 연관성을 조사한 한 연구에서는 하루 평균 수면 시간이 6시간 미만인 단수면자와 하루 평균 수면 시간이 8시간 이상인 장수면자, 하루 평균 수면 시간이 6시간에서 8시간 사이인 평균수면자를 비교했다.[55] 그 결과, 수면 시간이 길수록 자살률이 낮아지는 것으로 나타났으며, 장수면자 그룹이 가장 낮은 자살률을 보였고, 단수면자 그룹은 다른 두 그룹보다 높은 자살률을 보였다. 우울증과 인구사회학적 특성을 조절한 후에도 짧은 수면 시간은 여전히 자살률 증가와 유의미한 연관성을 보였다. 다만 하위

---

52) Maric, A., Montvai, E., Werth, E., Storz, M., Leemann, J., Weissengruber, S., Ruff, C. C., Huber, R., Poryazova R., & Baumann C. R. (2017). Insufficient sleep: Enhanced risk-seeking relates to low local sleep intensity. Annals of neurology, 82(3), 409-418.

53) Venkatraman, V., Huettel, S. A., Chuah, L. Y. M., Payne, J. W., & Chee, M. W. L. (2011). Sleep Deprivation Biases the Neural Mechanisms Underlying Economic Preferences. *Journal of Neuroscience, 31*(10), 3712-3718.

54) Liu, X., & Buysse, D. J., (2006). Sleep and youth suicidal behavior: a neglected field. Current Opinion in Psychiatry, 19, 288–293.

55) Yen, C. F., King, B. H., & Tang, T. C., (2010). The association between short and long nocturnal sleep durations and risky behaviours and the moderating factors in Taiwanese adolescents. Psychiatry Research, 179, 69–74.

그룹 분석 결과, 이러한 관계는 우울증이 없는 사람에서만 존재하는 것으로 나타났다. 우울증이 없는 청소년의 경우, 수면 부족은 청소년의 자살충동을 높이거나 자살억제력을 약화시키는 요인으로 작용한다.

많은 ADHD 환자는 충동 제어 장애로 고생하는데, 그들은 일반 사람보다 수면-각성 리듬이 불규칙하며, 야간 블루 라이트에 민감하게 반응하며, 수면시 무호흡증후군의 증상을 가지고 있으며, 충분한 수면을 확보할 수 없는 경우가 많다. 이런 수면 문제들이 ADHD 환자가 충동을 통제하는 데 어려움을 겪는 요인 중 하나일 가능성이 있다.[56]

이상과 같이 수면 부족은 우리의 인지, 정서, 동기 측면에 모두 영향을 미치며, 이는 우리의 일상생활과 성과에 큰 영향을 미치는 중요한 요인이다. 이러한 영향은 학업, 직장, 대인 관계 등 다양한 영역에서 뚜렷하게 드러날 수 있으며, 우리의 삶의 질과 행복에도 영향을 미치고 있다.

---

[56] Coogan, A. N, & McGowan, N. M. (2017). A systematic review of circadian function, chronotype and chronotherapy in attention deficit hyperactivity disorder. *ADHD Attention Deficit and Hyperactivity Disorders, 9*, 129-47.

수면 부족이 뇌 기능에 미치는 영향

뇌의 생리학적 변화	뇌 기능의 변화
▶ 에너지 부족	▶ 주의력 감소
▶ 노폐물 축적	▶ 집중력 저하
▶ 기억용량 부족	▶ 기억력 감소
	▶ 기억 인출 능력 감소
	▶ 논리적 사고 능력 감소
	▶ 문제 해결 능력 감소
▶ 마이크로 슬립(microsleeps) 발생	▶ 언어 능력 저하
	▶ 의사소통 능력 감소
	▶ 창의적인 발상 감소
	▶ 자신의 인지기능 저하 과소평가
▶ 전두엽의 활성도 저하	▶ 과제 수행 능력 저하
	▶ 업무 수행 능력 저하
	▶ 업무 성과 저하
	▶ 학업 성적 저하
	▶ 부상 위험 상승
	▶ 자동차 사고 발생률 상승
	▶ 치매 위험 상승
▶ 편도체의 활성화	▶ 우울, 불안 상승
	▶ 반복적인 부정적 사고 증가
	▶ 분노, 적대감 상승
▶ 섬피질·전대상피질 활성도 저하	▶ 표정 인식 능력 저하
	▶ 사회적 위축, 고독감 상승
	▶ 행동 문제, 알코올 사용 증가
	▶ 자존감 저하
	▶ 긍정적인 감정(기쁨, 성취감) 저하
	▶ 행복감, 삶의 만족도 감소
▶ 선조체의 활성화	▶ 감정의 진폭 증가
	▶ 목표지향적인 동기(의욕) 저하
	▶ 자기(충동·감정) 통제력 감소
	▶ 공격성 증가
	▶ 반사회적 행동 증가
	▶ 재정적 위험 감수 행동 증가
	▶ 자살충동 증가
	▶ 자살억제력 저하

2.
다이어트 성공 vs. 식욕 통제력 상실

당신은 다이어트 중인가? 그렇다면 충분한 수면을 여러분의 동반자로 삼아야 한다. 충분한 수면은 다이어트에 성공하거나 적정 체중을 유지하는 데 필수적인 요소다. 올바른 수면을 통해 식욕을 효과적으로 조절하면 다이어트를 성공적으로 이끌어낼 수 있다. 그렇지만 충분한 수면을 취하지 못하고 수면 부족 상태가 지속되면 살이 찔 위험이 크게 증가한다. 수면 부채로 인해 식욕 통제력이 상실되면 무작정 먹는 과식과 체중 증가로 이어질 수 있다.

32~59세의 남녀 8,000명을 대상으로 수면 시간에 따른 비만인 사람의 비율을 분석한 미국 콜롬비아 대학교의 연구에 의하면, 7시간 수면을 하는 사람에 비해 6시간 수면을 하는 사람은 비만율이 23% 높았고, 5시간 수면을 하는 사람은 50%, 4시간 수면을

하는 사람은 무려 73%나 높았다.

성인 여성 636,095명을 대상으로 수면 시간과 비만의 관련성을 알아본 미국 샌디에고 대학교의 조사에서도 수면이 짧은 여성일수록 비만도를 나타내는 체질량 지수(Body Mass Index, BMI) 값이 높다는 결과가 나왔다. BMI(kg/m²)는 자신의 몸무게(kg)를 키의 제곱(m²)으로 나눈 값으로, 18.5 이상 25 미만을 정상 체중으로 분류한다. (참고로 한국에서는 18.5 이상 23 미만을 정상 체중으로 규정한다.)

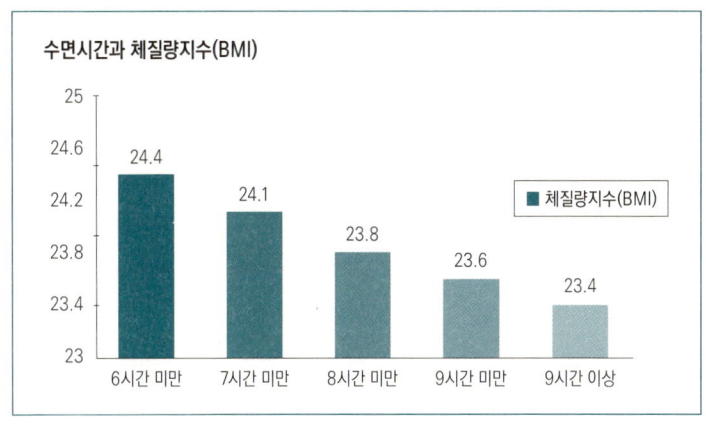

국민건강영양조사의 자료를 사용하여 한국인의 성인 남녀 5,213명의 수면 시간과 비만의 연관성을 분석한 공주 대학교의 연구에서도 수면 시간이 6시간 미만인 사람의 BMI는 24.4로서 다른 군에 비해 높다는 결과가 나왔다. 각 집단의 BMI는 각각, 7시간

미만인 사람은 24.1, 8시간 미만인 사람은 23.8, 9시간 미만인 사람 23.6, 9시간 이상인 사람은 23.4로, 수면 시간이 길수록 날씬한 체형을 가지고 있는 것으로 드러났다.

한국 청소년 75,066명을 대상으로 실시된 연구에서도 남학생과 여학생 모두 수면 시간이 길수록 BMI가 낮은 것으로 나타났다.

짧은 수면과 비만에 관한 메타분석 연구에서 7시간 미만의 수면은 7~8시간의 수면에 비해 비만 리스크가 50% 더 높은 것으로 나타났다.

스위스 취리히 대학교가 27세 남녀 약 500명을 13년간 추적 관찰한 결과, 수면 시간이 5시간 이하인 사람은 6~7시간 수면을 취한 사람에 비해 연간 BMI 상승률이 약 4배였다. 즉, 비만 위험이 4배 높다는 것이다. 이처럼 수면 부족은 비만의 주요 원인으로, 이를 간과해서는 안 된다.

충분한 수면을 취하지 못하고 수면 부족 상태가 지속되면 다음과 같은 적어도 3가지 이유 때문에 비만 리스크가 높아진다.

첫째, 섭취 열량의 증가. 수면과 식욕에 관한 11개의 연구를 분석한 영국 런던 대학교의 연구에서 수면이 6시간 이하인 사람은 더 오래 자는 사람보다 섭취 칼로리가 하루에 약 385kcal 더 많다는 것이 밝혀졌다. 밥 한 그릇의 열량이 300kcal이니 수면이 부족한 사람은 하루에 공기밥 한 그릇 이상을 더 먹게 된다는 것이다.

이 열량을 조깅으로 소비하려면 30분 이상 뛰어야 하고, 워킹으로 소비하려면 1시간 이상 걸어야 한다.

섭취 열량의 증가는 식욕 호르몬과 관련이 있다. 수면 시간에 따른 호르몬의 변화를 알아본 여러 연구를 통해 잠이 부족한 사람은 배고픔을 느끼게 하는 그렐린(ghrelin) 호르몬이 12~28% 더 많이 생산되고, 반대로 지방 세포에서 분비되어 포만감을 느끼게 하는 렙틴(leptin) 호르몬은 15~18% 적게 생산된다는 사실이 드러났다. 즉, 수면이 부족한 사람은 배고픔을 더 강하게 느끼고 포만감은 덜 느끼게 된다는 이야기다. 수면 시간이 짧아졌다는 것은 활동시간이 길어졌다는 것을 의미하기 때문에 뇌는 이에 대응할 수 있는 에너지를 확보하기 위해 식욕 관련 호르몬을 조절하여 섭취 열량을 증가시키게 되는 것이다.

최근 연구에서 수면이 부족해지면 그렐린 이외에도 시상하부에서 생성되어 식욕을 증진시키는 엔도카나비노이드(endocannabinoid)라는 신경전달물질이 증가한다는 것이 밝혀졌다. 또한 렙틴 이외에도 장의 L-세포에서 분비되어 식욕을 억제하고 식사를 끝내도록 유도하는 호르몬인 글루카곤양펩티드-1(glucagon-like peptide-1, GLP-1)이 감소하는 것으로 나타났다.

이러한 호르몬이나 신경전달물질의 변화 때문에 수면이 부족하면 배고픔을 더 강하게 느끼게 되고, 포만감은 덜 느끼게 되는 것이다. 다시 말해 평상시에 수면 시간이 적은 사람들은 수면 부족으로 인해 식욕이 약 25% 증가한 몸을 가지고 살게 되는 것이다.

다이어트에 성공하기에는 좋지 않은 조건이다.

미국 캘리포니아 대학교 버클리 캠퍼스(UC 버클리)의 연구에 따르면, 수면이 부족한 사람의 뇌에서는 충동을 관장하는 편도체의 활동이 활발해지는 반면, 합리적인 의사결정을 담당하는 전전두피질과 섬피질의 활동은 저하되는 것으로 나타났다. 다시 말해, 수면이 부족하면 '먹고 싶다!'는 충동은 강해지고 식욕을 조절하는 능력은 약해져 결국 과식하게 되는 것이다.

수면 부족 상태에서는 음식의 기호도 변화한다. 미국 펜실베니아 대학교의 연구에서 8시간 수면을 취한 그룹과 밤을 샌 그룹의 섭식행동을 비교하는 실험을 했는데, 밤을 샌 그룹은 8시간 잠을 잔 그룹에 비해 고칼로리, 고지방 음식을 골라 하루 섭취 칼로리가 높은 경향이 있었다. 식이섬유나 단백질의 섭취량은 감소한다는 이야기다. 또한 컬럼비아 대학의 실험에 의해, 수면 부족 상태가 되면 건강한 음식보다 정크 푸드에 대해 뇌가 활발한 반응을 나타낸다는 것이 밝혀졌다. 식품구매행동을 비교한 다른 실험연구에서는 밤을 샌 후에는 충분히 잠을 잔 상태에 비해 사람들이 고지방, 고당분, 고칼로리 음식을 골라서 구매하게 되었다.

이와 같이 수면 부족 상태에서는 지질이나 당질에 대한 욕구가 매우 높아져 햄버거와 피자, 과지방 과자, 감자튀김, 탄산음료, 팝콘, 후라이드 치킨, 아이스크림, 라면 등이 먹고 싶어지는 것이다.

그런데 수면이 부족하면 혈당에 대한 인슐린 반응이 저하된다. 이런 상태에서 당 섭취량이 늘어나면 다이어트에는 최악의 상황이 생길 수 있다. 즉, 수면 부족으로 인해 탄수화물을 과도하게 섭취하면 혈당이 올라가 인슐린이 과도하게 분비되는데, 인슐린 반응이 저해된 상태(인슐린 저항성이 증가된 상태)에서는 혈당이 에너지원으로 소모되지 못하고 몸에 지방 형태로 축적되기 쉽다. 수면 부족이 지속될수록 몸은 점점 쉽게 살이 찌는 체질로 변한다.

이와 반대로 적절한 수면을 취하면 건강에 해로운 음식을 피하려는 의지의 힘이 강해진다. 킹스 칼리지 런던의 연구에서 평소의 수면 시간이 짧은 사람(7시간 미만)이 보다 길게 잠을 자는 프로그램을 받으면 식사의 질도 향상되는 것으로 드러났다. 가장 눈에 띄었던 변화는 설탕 섭취량이 하루 10그램, 티스푼으로 2.5스푼 정도 감소했다는 점이다. 또한 탄수화물 섭취량도 감소했다.

둘째, 장 내 환경의 악화. 수면이 부족하게 되면 자율신경계에 혼란을 주어 장내세균의 균형이 깨진다. 장내세균은 건강을 지켜주는 유익균, 건강을 해치는 유해균, 그리고 이 둘에 의해 좌우되는 중간균으로 분류된다. 유익균이 우세해지면 중간균은 유익균을 돕지만, 유해균이 우세해지면 중간균도 유해균을 따라 우리 몸을 비만하게 만들고 건강을 해친다.

장내세균은 크게 유익균인 박테로이데테스(Bacteroidetes) 문과 유해균인 퍼미큐테스(Firmicutes) 문으로 분류된다. 퍼미큐테스 문이 증가하면 비만이 유발되는 것으로 알려져 있다. 수면 부족 상태에서는 유익균인 박테로이데테스 문은 감소하고, 유해균인 퍼미큐테스 문은 증가하기 때문에 살이 찔 위험이 커진다.

유익균인 박테로이데테스 문은 박테로이데스(Bacteroides)와 프레보텔라(Prevotella) 그룹으로 나뉜다. 이중에서 프레보텔라는 섬유질을 많이 섭취하는 날씬한 사람들에서 주로 발견된다.

이를 바탕으로 장내세균형을 나누기도 하는데 박테로이데스 유형, 프레보텔라 유형, 그리고 퍼미큐테스에 속하는 루미노코쿠스(Ruminococcus) 유형의 세 가지 타입으로 분류하는 것이 일반적이다. 이중에서 주로 루미노코쿠스 유형이 비만군에 속하게 된다.

장내세균형 중 박테로이데스 유형은 탄수화물을 분해하고 비오틴(biotin), 즉 비타민 B_7을 만드는 효소를 많이 생산한다. 비오틴은 에너지 생산을 도와준다.

프레보텔라 유형은 점액을 분해하고 타이아민(thiamine), 즉 비타민 B_1을 만들어낸다. 타이아민도 에너지 대사에 필요한 비타민 중 하나다. 이 유형은 채식을 위주로 하는 사람에서 많이 발견된다.

루미노코쿠스 유형은 당분을 흡수하는 것을 도와준다. 루미노코쿠스는 주로 식이섬유가 적은 고지방 식단을 먹는 사람에서 많이 발견되며 같은 양의 음식을 먹어도 박테로이데스 유형보다 장에 더 많은 당분이 흡수된다. 비만쌍둥이 연구에서 루미노코쿠스가 포함된 퍼미큐테스 문이 많은 경우 더 비만해지는 것으로 보고되었다.

이와 같이 수면 부족은 우리 몸을 날씬하게 만들어주는 유익균인 박테로이데테스 문을 감소시키고, 우리 몸을 비만하게 만들

유해균인 퍼미큐테스 문을 증가시킴으로써 장 내 환경을 악화시킨다.

셋째, 에너지 대사의 저하. 우리 몸의 에너지 소모량은 식사 유발성 열생산(diet-induced thermogenesis, DIT), 활동 대사율(active metabolic rate, AMR), 기초대사율(basal metabolic rate, BMR)에 의해 조절된다. 총 에너지 소모량 중 식사 유발성 열생산이 10%, 활동대사량은 20~30%, 기초대사량은 60~70% 정도 차지한다. 수면 부족은 이러한 에너지 소비량을 전반적으로 저하시킨다.

식사 유발성 열생산은 식품을 섭취한 후 소화·흡수되는 과정에서 소모되는 에너지로, 우리가 식사를 하면 몸이 따뜻해지는 현상이 바로 그것이다. 충분히 수면을 취하지 못하면 다음 날 아침의 식사 유발성 열생산은 약 20% 감소된다. 즉, 수면이 부족하면 식사를 통해서 얻은 에너지가 체열로 소비되는 양이 감소하여 보다 많은 에너지를 지방 형태로 비축하게 되는 것이다. 수면 부족이 계속되면 식사 유발성 열생산이 낮은 몸이 되어 방출하는 열의 양이 적어지기 때문에 비만 리스크가 증가한다.

또한 개인차와 외부 환경 요인에 따라 달라질 수는 있지만, 일반적으로 수면이 부족한 날에는 피로감 때문에 신체활동이 감소할 가능성이 높기 때문에 활동대사량도 감소한다.

수면 부족은 원활한 신진대사를 방해한다. 신진대사가 느려지면 기초대사량의 저하로 이어진다. 수면 부족이 기초대사량을 저하시키는 주된 이유는 몸이 에너지를 절약하려는 생체 반응 때문이다. 수면 부족 상태에서는 몸이 에너지 절약 모드로 전환되어 에너지를 더욱 효율적으로 사용하려는 경향이 있다. 이는 신체의 기본적인 생리 활동에 필요한 에너지 소비량, 즉 기초대사량을 저하시키는 결과를 가져온다. 또한, 수면 부족은 스트레스 호르몬인 코르티솔 수치를 높이는데, 코르티솔은 지방이 몸에 저장되도록 하는 역할을 한다. 이로 인해 몸이 에너지를 더 적게 소비하고, 더 많은 에너지를 저장하게 되는 패턴을 보이게 된다.

그리고 수면 부족 상태에서는 성장 호르몬의 분비가 제대로 이루어지지 않아 기초대사량이 저하되는 현상이 발생할 수 있다. 깊은 수면 동안에는 성장 호르몬이 가장 많이 분비되는데, 이 성장 호르몬은 우리 몸의 세포를 복구하고 재생하는 데 필요한 중요한 요소다. 성장 호르몬은 또한 지방을 에너지로 변환하는 데 도움을 주며, 이는 기초대사량 증가에 이바지한다. 따라서 수면 부족으로 인한 성장 호르몬 분비의 감소도 기초대사량 저하의 원인으로 작용한다.

게다가 수면 부족은 근육량 감소를 통해 기초대사량 저하의 원인이 되기도 한다. 2주 동안 다이어트에 도전하는 사람들을 대상으로 한 연구에서 수면 시간이 5시간 반인 집단과 8시간 반인 집단을 비교한 결과 감소한 체중 중 근육량과 체지방량의 비중에서 차이가 났다. 수면 시간이 8시간 반인 집단은 감량된 체중의 50% 이상이 체지방이었지만, 수면 시간이 5시간 반인 집단은 감량된 체중의 70%가 근육이었다. 이는 수면 부족으로 인해 테스토스테론의 분비가 적어지기 때문이다. 젊은 성인을 대상으로 한 미국의 연구에 의하면, 1주일 동안 5시간 수면이 계속되자 혈중의 테스토스테론 농도는 10~15% 저하됐다. 하루를 기준으로 아무런 활동을 하지 않을 때 근육은 1kg 당 약 14칼로리를 소비하지만, 지방은 1kg 당 약 4칼로리 밖에 태우지 못한다. 따라서 근육량 감소는 기초대사량 저하의 원인이 된다. 이러한 이유들로 인해, 수면 부족은 기초대사량을 저하시키며, 이는 체중 관리를 어렵게 할 수 있다.

이상과 같이 수면이 부족한 사람은 식욕이 증가되고, 뇌의 충동을 억제하는 기능이 감소하여 고칼로리 식품을 중심으로 음식 섭취량이 늘어나고, 먹어도 포만감은 덜 느끼고, 다이어트를 해도 지방이 줄어들지 않게 되는 것이다. 따라서 충분한 수면이 건강한 체중 관리와 올바른 식습관 유지에 꼭 필요한 요소임을 알 수 있다.

수면 부족이 비만 리스크를 높이는 이유

1. 섭취 열량의 증가

- ▶ 식욕증진 호르몬 그렐린(ghrelin) 증가
- ▶ 식욕억제 호르몬 렙틴(leptin) 감소
- ▶ 섭식 충동 상승(편도체의 활성화)
- ▶ 식욕 통제력 저하(전전두피질과 섬피질의 활동성 저하)
- ▶ 고칼로리(고지방, 고당분) 음식 선호

2. 장 내 환경의 악화

- ▶ 유익균 박테로이데테스 문 감소(에너지 대사 감소)
- ▶ 유해균인 퍼미큐테스 문 증가(당분 흡수 촉진)

3. 에너지 대사의 저하

- ▶ 식사 유발성 열생산 감소
- ▶ 신체활동이 감소할 가능성 증가
- ▶ 기초대사량 저하(에너지 절약 모드로 전환)
- ▶ 스트레스 호르몬 코르티솔 증가(지방 축적 촉진)
- ▶ 성장 호르몬 분비 감소(지방의 에너지 변환 방해)
- ▶ 근육량 감소(테스토스테론 분비 감소)

3.
건강 증진 vs. 질병 위험성 증가

 수면은 우리 신체와 세포의 건강한 기능을 유지하는 데 매우 중요하다. 아래는 신체 조직과 세포의 건강한 기능에 대한 수면의 대표적인 역할을 요약한 것이다.

 1. 신체 재충전: 수면은 우리 신체를 재충전하는 데 도움을 준다. 하루 종일 일하고, 활동하고, 노력한 후 충분한 수면을 취하면, 다음 날을 더욱 건강하고 활기차게 시작할 수 있다. 하루 평균적으로 7~9시간의 수면을 취하면, 다음 날 활동 수준이 높아지고 생산성이 향상될 수 있다. 충분한 수면은 신체와 뇌의 기능을 최적화시켜 주는 데 중요한 역할을 한다.

 2. 스트레스 감소: 수면은 스트레스를 감소시키는 데 중요한

역할을 한다. 충분한 수면은 신체의 스트레스 반응을 감소시키고, 우울증, 불안, 스트레스 관련 질환을 예방할 수 있다.

3. 염증 조절: 충분한 수면을 취하는 것은 염증 반응을 조절하고 만성적인 염증성 질환의 발생을 예방할 수 있다.

4. 세포 재생과 회복: 수면은 세포의 재생과 회복에 중요한 역할을 한다. 잠을 자면서 신체는 조직과 세포를 회복시키고, 세포의 새로운 성장과 기능을 유지하는 데 필요한 물질들을 생산한다. 깊은 수면 중 생성되는 성장 호르몬은 세포 재생과 건강 유지에 중요한 역할을 하며, 신체는 수면 중 근육 조직을 포함하여 손상된 세포를 복구하고 교체한다. 수면이 부족하면 성장 호르몬 생성이 저하되어 근육이 약해지고 신체 기능이 저하된다. 따라서 성장 호르몬 생성을 위해 충분한 수면을 유지하는 것이 중요하다.

5. 혈액 순환 향상: 수면은 혈액 순환에도 중요한 역할을 한다. 충분한 수면을 취하는 것은 혈액 순환을 개선시켜, 혈압을 낮추고, 심혈관 질환의 위험을 줄일 수 있다. 멜라토닌은 심혈관 건강을 유지하는 데 중요한 역할을 한다. 적절한 수면은 혈압을 조절하여 고혈압 발병 위험을 줄이고 혈전 형성으로 이어질 수 있는 혈관 손상을 예방하는 데 중요하다. 반대로 수면 부족은 고혈압 발병 위험 증가와 관련이 있으며, 이는 다양한 심혈관 질환으로 이어질

수 있다. 따라서 충분한 수면을 취하는 것은 신체의 자연적인 멜라토닌 생성을 촉진하여 건강한 혈압 수준을 유지하고 다양한 심혈관 문제를 예방하는 데 도움이 될 수 있다.

6. 호르몬 분비 조절: 수면은 호르몬 분비를 조절한다. 충분한 수면을 취하는 것은 성장 호르몬, 렙틴, 그리고 인슐린과 같은 대사 조절에 중요한 호르몬들을 균형 있게 유지하는 데 도움을 줄 수 있다.

7. 대사 활성화: 충분한 수면을 취하는 것은 대사를 촉진시키고, 체중을 조절하고, 대사 증후군을 예방할 수 있다. 멜라토닌은 수면 중에 특히 많이 생성되며, 대사 기능을 조절하는 데도 중요한 역할을 한다. 수면 중에 대사 과정을 회복시키고 균형을 맞출 수 있는데, 멜라토닌은 이 과정에서 신진대사를 조절한다. 따라서 적절한 수면을 취하여 멜라토닌이 제대로 생성되도록 하면, 대사 기능을 조절하고 전반적인 건강과 웰빙을 증진하는 데 도움이 된다.

8. 신경계 균형 유지: 수면은 신경계의 균형을 유지하는 데 중요하다. 충분한 수면을 취하는 것은 신경계의 균형을 유지하고, 뇌졸중, 치매, 신경성 질환 등의 발생을 예방할 수 있다. 특히 부교감 신경계는 수면 중에 활성화되어 세포의 기능을 유지하고 세포 대사를 조절하는 데 중요하다. 이러한 역할은 면역 체계와 같은 다른

신체 기능에도 영향을 미치며, 수면은 부교감 신경계의 면역력 정상화 기능을 강화시켜 전반적인 신체 건강을 촉진하는 데 도움이 된다.

9. 인지 기능 향상: 앞에서 살펴본 바와 같이 수면은 뇌의 기능에 직접적인 영향을 미치며, 학습, 기억, 집중력, 창의성 등 인지 능력을 향상시키는 역할을 한다.

10. 면역 체계 강화: 충분한 수면은 면역 체계를 강화하고 질병에 대한 저항력 저하를 예방한다. 수면 중에 분비되는 멜라토닌은 면역 세포와 단백질 생성을 촉진하여 감염과 싸우고 신체 건강을 유지하는 데 도움을 준다. 또한 멜라토닌은 면역 체계 조절 외에도 암세포 증식을 억제하는 역할을 하는 것으로 알려져 있다. 반면 수면이 부족하면 멜라토닌 분비가 감소하여 면역 체계가 제대로 작동하지 않는다. 이로 인해 감염 및 기타 건강 문제의 위험이 높아지고, 암세포의 증식도 촉진될 수 있다. 따라서 적절한 수면을 유지하여 멜라토닌 분비를 촉진하고 면역 체계를 강화하는 것이 중요하다.

반대로 만성적인 수면 부족은 신체적, 정신적 건강에 심각한 악영향을 미칠 수 있다. 적절한 수면이 장기간 부족하면 당뇨병, 심장병, 우울증, 불안증 등 다양한 질병이 발생할 수 있다. 한 연구에서 지원자들이 하루 수면 시간을 7시간 30분에서 6시간 30분으로 줄였을 때 유전자가 켜지거나 꺼지는 것을 확인했다. 이 과정에서 약 500개의 유전자가 영향을 받았다. 예를 들어 염증 반응, 스트레스 반응 등과 관련된 유전자가 더 활발해졌으며, 당뇨병 및 암 위험과 관련된 유전자의 활동도 증가하는 것을 확인했다. 지원자들이 수면 시간을 한 시간 더 늘렸을 때는 그 반대의 결과가 확인되었다. 수면 부족으로 인해 위험이 증가하는 대표적인 질병과 그 영향은 다음과 같다.

1. 감염증: 수면 부족은 면역 체계를 약화시켜 각종 감염증에 걸릴 위험을 증가시킬 수 있다. 한 연구에 따르면 하룻밤에 7시간 미만으로 자는 사람은 8시간 이상 자는 사람보다 감기에 걸릴 확률이 3배나 높다고 한다.

2017년에 발표된 연구에서는 수면 부족이 감염성 질환에 대한 면역 반응을 저해시키는 것으로 나타났다. 이 연구에서는 수면 부족이 T세포의 기능을 감소시키고, 면역 반응을 조절하는 인터루킨-17과 관련된 유전자 발현을 감소시켰다는 것이 확인되었다.

2020년에 발표된 다른 연구에서는 수면 부족이 호흡기 바이러스 감염에 미치는 영향을 조사한 결과, 수면 부족이 호흡기 바이러스에 대한 면역 반응을 감소시켰다는 것이 확인되었다.

최근 코로나19 팬데믹으로 인해 수면 부족과 면역 체계 간의 관련성에 대한 연구가 활발하게 이루어지고 있는데, 2021년에 발표된 연구에서는 수면 부족이 코로나19에 대한 면역 체계 반응을 약화시키는 것으로 드러났다. 이 연구에서는 수면 부족이 T세포의 수와 기능을 감소시키고, 면역 체계를 조절하는 유전자 발현을 변화시켰다는 것이 밝혀졌다.

이러한 연구 결과들은 수면 부족이 면역 체계를 약화시켜 각종 감염증에 걸릴 위험을 증가시킨다는 사실을 뒷받침하며, 충분한 수면이 면역 체계 강화와 감염 예방에 중요하다는 것을 알 수 있다.

2. 암: 수면 부족은 유방암, 대장암, 전립선암을 비롯한 여러 유형의 암 발생 위험 증가와 관련이 있다. 연구에 따르면 수면 부족은 신체의 일주기 리듬을 방해하여 암 발생 및 진행에 중요한 역할을 하는 호르몬 및 기타 요인의 생성에 영향을 미칠 수 있다고 한다. 미국 보건 당국인 CDC(Centers for Disease Control and Prevention)에서 발표한 연구에 따르면 하루 수면 시간이 6시간 미만인 여성은 7~8시간 수면하는 여성보다 유방암에 걸릴 위험이 약 20% 더 높은 것으로 나타났다.

3. 당뇨병: 만성적인 수면 부족은 제2형 당뇨병 발병 위험 증가와 관련이 있다. 한 연구에 따르면 제2형 당뇨병 발병 위험은 하룻밤에 수면 시간이 1시간 줄어들 때마다 15%씩 증가하는 것으로 나타났다. 2016년에 발표된 또 다른 연구에서는, 수면 부족이 5년

이상 지속되는 경우 당뇨병 발생 위험이 2배 이상 증가한다는 것을 보여주었다.

2018년에 발표된 한 연구에서는, 수면 부족이 있는 경우 인슐린 작용이 저하되며, 이는 인슐린 저항성과 당뇨병 발생 위험을 증가시킨다는 것을 보여주었다. 반대로 수면 부족을 극복하면 인슐린 감수성이 향상될 수 있다는 것을 확인한 연구 결과도 있다. 2019년에 발표된 한 연구에서는, 16주간의 수면 개선 프로그램을 받은 참여자들은 인슐린 감수성이 향상되었으며, 당뇨병 발생 위험이 감소하는 것으로 나타났다.

4. 심장 질환: 수면 부족은 고혈압과 심혈관 질환을 포함한 심장 질환 발병 위험을 높일 수 있다. 한 연구에 따르면 밤에 깨어 있는 시간이 1시간 늘어날 때마다 고혈압 발병 위험이 37%씩 증가한다고 한다.

5. 뇌졸중: 수면 부족은 뇌졸중 위험 증가와도 관련이 있다. 한 연구에 따르면 하루 수면 시간이 6시간 미만인 사람은 하루 수면 시간이 7~8시간인 사람보다 뇌졸중 위험이 4.5배 높은 것으로 나타났다.

6. 천식: 수면 부족은 천식 위험도 증가시킬 수 있다. 한 연구에 따르면 하룻밤에 8시간 미만으로 자는 어린이는 더 많이 자는 어

린이에 비해 천식 발생 위험이 약 3배나 높다는 것이 밝혀졌다. 이는 충분한 수면이 어린이의 면역 기능과 호흡기 건강에 중요한 역할을 한다는 것을 시사한다.

7. 위장 장애: 수면 부족은 위장 시스템에도 영향을 주어 과민성 대장 증후군 및 염증성 장 질환과 같은 장애의 위험을 증가시킬 수 있다. 예를 들어 수면 부족을 겪는 2,000명 이상의 건강한 사람들을 대상으로여 과민성 대장 증후군 발병 위험과의 관련성을 조사한 연구에 의하면, 수면 부족을 겪는 사람들은 수면 부족을 겪지 않는 사람들에 비해 과민성 대장 증후군 발병 위험이 1.4배 더 높았다.

8. 만성 통증: 수면 부족은 섬유근육통, 관절염, 편두통과 같은 만성 통증 질환을 악화시킬 수 있다. 수면은 신체가 통증으로 인한 손상을 복구하고 회복하는 데 필수적이며, 만성적인 수면 부족은 통증 역치를 낮추어 통증 민감도를 높일 수 있다.

9. 알츠하이머병: 수면 부족은 알츠하이머병 발병 위험을 높일 수 있다. 예를 들어, 2020년에 발표된 한 연구에서는 수면 부족이 뇌에 축적되는 베타아밀로이드 단백질의 양을 증가시켜 알츠하이머병 발병 위험을 증가시킬 수 있다는 것을 보여주었다. 이 연구에서는 수면 부족을 겪는 건강한 성인 20명과 그렇지 않은 22명을

대상으로 하여 수면 부족과 베타아밀로이드 단백질의 수치를 측정하였다. 결과적으로, 수면 부족을 겪는 사람들은 베타아밀로이드 단백질의 양이 높았으며, 이는 알츠하이머병 발병 위험을 증가시킬 수 있다는 것을 시사한다.

10. 우울증: 수면 부족은 우울증의 위험을 높일 수 있다. 한 연구에 따르면 불면증이 있는 사람은 숙면을 취하는 사람보다 우울증에 걸릴 확률이 5배 더 높다고 한다. 미국 국립정신건강연구소(National Institute of Mental Health)의 역학조사(Epidemiologic Catchment Area study)의 일환으로 7954명의 응답자를 대상으로 기준시점과 1년 후의 진단적 인터뷰 스케줄을 통해 수면과 정신증상의 관련성을 조사한 연구에 의하면, 불면증이 1년 지속되면 우울증에 걸릴 위험은 40배까지 높아진다.

11. 불안장애: 수면 부족은 불안장애의 위험도 높일 수 있다. 2021년에 발표된 한 연구에 따르면, 하루 수면 시간이 6시간 미만인 사람들이 불안 증상을 경험할 가능성이 1.9배 더 높다는 것을 보여주었다. 또한, 수면의 질이 낮을수록 불안 증상을 경험할 가능성이 더 높아진다는 것이 확인되었다.

12. 자살: 수면 부족과 자살 위험 사이에는 분명한 연관성이 있다. 불면증과 같은 만성 수면 문제가 있는 사람은 자살 생각과

행동을 할 위험이 더 높다. 수면 문제는 우울증과 불안으로 이어질 수 있으며, 이는 자살의 중요한 위험 요인이다. 또한 수면 부족은 판단력과 충동 조절 능력을 손상시켜 충동적인 자살 행동의 가능성을 높일 수 있다. 수면의 질과 시간을 개선하면 기분, 인지 기능 및 전반적인 정신 건강을 개선하여 자살 위험을 줄이는 데 도움이 될 수 있다.

13. 수명 단축: 마지막으로, 수면 부족은 노화 및 질병과 관련된 텔로미어(telomere) 길이의 감소와 관련이 있다. 텔로미어는 각 염색체 끝에 있는 보호 캡으로, 유전 물질이 손상되지 않도록 보호한다. 텔로미어가 짧으면 노화, 질병, 사망률 증가와 관련이 있다. 연구에 따르면 수면 부족은 텔로미어 길이의 감소와 관련이 있으며, 이는 노화 과정을 가속화하고 다양한 건강 문제의 위험을 증가시킬 수 있다.

예를 들어, 수면 저널에 발표된 한 연구에서는 24명의 건강한 성인 그룹을 대상으로 수면 시간과 텔로미어 길이 사이의 관계를 조사했다. 연구진은 하룻밤에 6시간 미만으로 수면을 취한 참가자의 텔로미어 길이가 7시간 이상 수면을 취한 참가자의 텔로미어 길이에 비해 유의미하게 짧다는 사실을 발견했다. 생물정신의학 저널에 발표된 또 다른 연구에서는 61명의 건강한 성인 그룹을 대상으로 만성적인 수면 제한이 텔로미어 길이에 미치는 영향을 조사했다. 연구진은 만성적인 수면 제한을 경험한 참가자의 텔로미어 길이가 충분한 수면을 취한 참가자에 비해 더 짧다는 사실을 발견했다.

다른 연구에서도 수면 부족이 텔로미어 단축과 관련된 다양한 건강 문제의 위험 증가와 관련이 있다고 한다. 예를 들어, 수면 의학 저널에 발표된 연구에 따르면 불면증이 있는 사람은 불면증이 없는 사람에 비해 텔로미어가 더 짧은 것으로 나타났다. 또한, 정신신체의학 저널에 발표된 연구에 따르면 수면 장애는 텔로미어 단축 및 고혈압 발병 위험 증가와 관련이 있는 것으로 나타났다.

전반적으로 이런 연구들은 수면 부족이 텔로미어 단축에 기여하여 노화 과정을 가속화하고 다양한 건강 문제의 위험을 증가시킬 수 있음을 시사한다. 따라서 충분한 수면은 텔로미어 길이와 전반적인 건강 및 웰빙을 유지하는 데 매우 중요하다고 말할 수 있다.

요약하면, 수면은 신체 건강을 유지하는 데 아주 중요한 역할을 한다. 수면은 세포 재생, 성장 호르몬 생성, 신진대사, 심혈관 기능, 면역 기능 및 노화와 같은 과정에 영향을 미친다. 수면 부족은 신체 조직을 악화시키고 다양한 건강 문제의 위험을 증가시킬 수 있다. 따라서 적절한 수면을 우선시하는 것은 전반적인 건강과 웰빙을 위한 필수조건이다.

충분한 수면의 건강 증진 효과와 수면 부족이 위험성을 증가시키는 질병

1. 충분한 수면의 건강 증진 효과

- ▶ 신체 재충전
- ▶ 스트레스 감소
- ▶ 염증 조절
- ▶ 세포 재생과 회복
- ▶ 혈액 순환 향상
- ▶ 호르몬 분비 조절
- ▶ 대사 활성화
- ▶ 신경계 균형 유지
- ▶ 인지 기능 향상
- ▶ 면역 체계 강화

2. 수면 부족이 위험성을 증가시키는 질병

- ▶ 감염증
- ▶ 암
- ▶ 당뇨병
- ▶ 심장 질환
- ▶ 뇌졸중
- ▶ 천식
- ▶ 위장 장애
- ▶ 만성 통증
- ▶ 알츠하이머병
- ▶ 우울증
- ▶ 불안장애
- ▶ 자살
- ▶ 수명 단축

Chapter 3

작전 3:
서캐디언 리듬을 잡아라!:
"숙면을 위한 파도타기"

1.
서캐디언 리듬

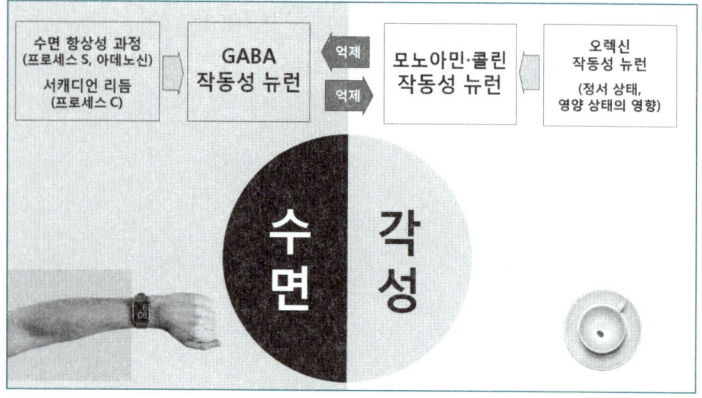

【 팁 요약 】

작전3: 서캐디언 리듬(Circadian Rhythm)을 잡아라!

전술1. 맨 먼저 수면 시간부터 스케줄링 하라!

전술2. 생체시계를 매일 리셋하라!

전술2-1. 중추시계의 리셋
  전술2-1-1. 기상 후 1시간 이내에 햇볕을 쬐어라!

전술2-2. 말초시계의 리셋
  전술2-2-1. 아침 식사를 하라!
  전술2-2-2. 아침에 한두 잔의 커피를 마셔라!

전술3. 수면-각성 리듬을 확립하라!

전술3-1. 아침의 기상시간을 고정시켜라!
  전술3-1-1. 취침할 때 아침의 기상시간을 명확히 인지하라!
  전술3-1-2. 수면 부족은 20분 이내의 낮잠으로 해결하라!
  전술3-1-3. 휴일에도 가능하면 늦잠을 자지 마라!
  전술3-1-4. 생체시계를 리셋한 다음에 낮잠을 자라!
  전술3-1-5. 늦잠을 자야 한다면 2시간을 넘기지 마라!

전술3-2. 밤의 취침시간을 고정시켜라!
  전술3-2-1. 설정한 취침시간 또는 잠이 왔을 때만 침대에 들어가라!
  전술3-2-2. 다음 날 아침에 일찍 일어나야 할 때도 원래 설정한 취침시간에
         자도록 하라!

수면과 각성

우리 뇌에서 수면을 만드는 시스템(수면중추)과 각성을 만드는 시스템(각성중추)은 서로가 서로를 억제한다. 수면과 각성은 동전의 양면을 동시에 볼 수 없는 것처럼 한쪽이 나타나면 다른 한쪽은 사라진다. 상대를 억제하는 힘이 더 강한 쪽만 드러나게 된다.

시색전야(시상하부의 앞부분)에 있는 수면중추에는 GABA 작동성 뉴런이 존재한다. 이 뉴런은 억제성 신경전달물질인 GABA(γ-aminobutyric acid, 감마-아미노부티르산)를 가지며 수면 시에만 발화하는 "수면 뉴런"이다.

한편, 뇌간(시상하부의 바로 밑에 위치함)에 있는 각성중추에는 모노아민(도파민, 세로토닌, 노르아드레날린 등) 작동성 뉴런 및 콜린 작동성 뉴런이 존재한다. 이러한 뉴런들은 대뇌피질을 광범위하게 자극하는 "각성 뉴런"이다.

"수면 뉴런"인 시색전야의 GABA 작동성 뉴런은 "각성 뉴런"인 뇌간의 모노아민 작동성 뉴런·콜린 작동성 뉴런을 강력하게 억제한다. 반대로 "각성 뉴런"은 "수면 뉴런"을 강력하게 억제한다. 수면 시스템(GABA 작동성 시스템)과 각성 시스템(모노아민·콜린 작동성 시스템)은 서로 억제하는 관계에 있다. 두 시스템의 활성화 정도의 역학관계에 따라 엄밀하게 전환되며 수면과 각성이 결정된다. 수면 시스템과 각성 시스템 간의 균형이 각성 시스템 쪽으로 기울어지면 각성 상태가 되고, 수면 시스템 쪽으로 기울어지면 수면 상태가 되는 것이다. 수면이라는 상태와 각성이라는 상태는 번갈아 이행하는 서로 상이한 양립할 수 없는 상태다.

일단 각성 상태가 되면 그 각성 상태는 주로 신경전달 펩타이드인 오렉신(orexin)에 의해 유지된다. 오렉신을 분비하는 뉴런들의 세포체는 외측 시상하부(lateral hypothalamus)에 있으며 이 뉴런은 "각성 뉴런(뇌간의 모노아민·콜린 작동성 뉴런)"을 활성화시킨다. 각성 상태를 유지하는 오렉신 작동성 뉴런이 결핍되면 낮 시간에 갑자기 잠에 빠지는 기면증(narcolepsy)이 발생할 수 있다. 기면증 환자는 각성 안정화 시스템에 문제가 있는 것이다.

오렉신 작동성 뉴런은 정서적 정보의 처리를 담당하는 기관인 변연계(limbic system)의 편도체(amygdala)로부터 입력을 받고 흥분된다. 우리가 느끼는 희노애락은 오렉신 작동성 뉴런을 통해 각성 수준을 올릴 뿐만 아니라 교감신경계도 활성화시킨다. 이 상태가 만성화되면 불면증이 생길 수 있다.

또한 오렉신 작동성 뉴런은 저혈당 상태에서 활성화되며, 그렐린(공복 호르몬)에 의해 활성화되고, 렙틴(포만감 호르몬)에 의해 억제된다. 오렉신 작동성 뉴런은 생체의 영양 상태를 모니터링하면서 에너지 균형이 부정적일 때, 즉 음식을 탐색해야 할 때, 이를 위해서 각성을 유지하고 동기를 부여한다. 오렉신 작동성 뉴런은 금식 시 활성화되어 모노아민 작동성 뉴런들(도파민계, 세로토닌계, 노르아드레날린계 등)을 통해 동기부여, 항불안, 각성유지에 관여하여 이러한 음식 탐색행동을 지원하는 기능을 가지고 있다.

이와 반대로 오렉신 작동성 뉴런도 모노아민 작동성 뉴런·콜린 작동성 뉴런처럼 "수면 뉴런(시색전야의 GABA 작동성 뉴런)"으로부터의 입력에 의해 억제된다.

한편 수면 시스템(GABA 작동성 시스템)은 생체시계와 수면물질 아데노신(adenosine)의 영향을 받고 있다. 각각은 Chapter 1에서 언급한 일주기 리듬(프로세스 C)과 수면 항상성 과정(프로세스 S)과 관련이 깊다. 우리는 보통 생체시계에 의한 일주기 리듬(프로세스 C)의 영향으로 낮에 활동하고 밤에 잠을 자지만, 잠을 자지 않고 계속 깨어 있을 수도 있다. 그러면 수면압력이 증가하여 수면 필요성이 높아진다. 이 수면압력(또는 수면 필요성)은 충분한 수면을 취할 때까지 계속 쌓이기 때문에 반드시 변제해야 하는 "수면 부채"라고도 한다. 이 "수면 부채"의 정체가 수면물질 아데노신이다. 뇌 내의 아데노신 농도는 각성기간이 지속될수록 높아진다. 많은 신경전달물질이 분비될 때 같이 방출되는 아데노신 삼인산(ATP)이 분해되어 아데노신이 만들어진다. 아데노신 삼인산은 살아있는 세포에서 다양한 생명 활동을 수행하기 위해 에너지를 공급하는 유기 화합물이다. 생명체가 활동한 결과 만들어진 수면물질 아데노신은 "수면 뉴런"인 시색전야의 GABA 작동성 뉴런을 자극하여 수면 상태를 유도하는데, 수면 중에 아데노신은 점차 줄어든다. 수면 부족 상태가 되면 뇌 내에 아데노신이 많이 남아 있어서 이에 자극받은 GABA 작동성 뉴런이 각성 시스템(모노아민·콜린 작동성 시스템)을 억제하여 낮에 졸리게 되는 것이다.

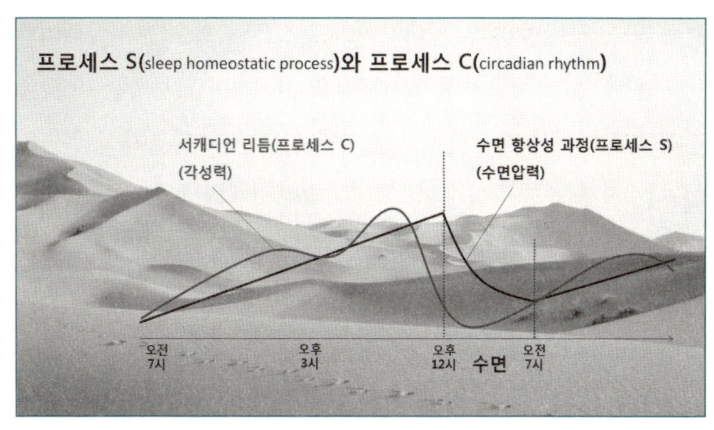

생체시계와 서캐디언 리듬

우리는 보통 아침에 깨어 낮에 활동하고 밤에 잠을 잔다. 우리는 통상 지구의 자전 주기에 맞게 약 24시간 리듬(일주기 리듬, circadian rhythm)의 생활을 하고 있다. 진화 과정에서 우리의 몸은 그 신체 리듬을 자연계의 주야변화의 리듬에 적응시켜왔다. 우리에게는 낮에 활동하고 밤에 잠드는 등의 생체리듬을 유지하게끔 체내에 '생체시계(biological clock)'가 내장되어 있다. 우리의 몸은 체내 생체시계에 맞춰 움직이고 있는 것이다. 생체시계는 체내에서 우리의 각성, 수면, 체온, 혈압, 맥박, 신진대사, 호르몬 분비, 섭식 등 다양한 생리 기능을 조절하고 있다.

체내시계는 크게 세 가지, 즉 중추시계, 뇌 시계, 말초시계로 분류된다. 사람의 경우 체내시계의 중심은 뇌의 시교차상핵이라는 부위에 있다. 시교차상핵은 좌우의 시신경이 교차하는 바로 윗부분의 영역이며 시상하부라는 영역에 속한다. 시교차상핵에 있는 체내시계를 중추시계라고 한다. 중추시계의 위상(位相)은 빛에 의해 조절된다. 대뇌피질이나 해마 등 시교차상핵 이외의 뇌 부위에도 생체시계가 있으며 이러한 부위에 있는 생체시계를 뇌 시계라고 한다.

다음으로 몸의 거의 모든 장기에도 체내시계가 있으며 이들은 말초시계라고 한다. 생식세포 이외의 모든 세포(체세포)에도 생물시계가 존재한다. 포유류에서는 시교차상핵에 존재하는 중추시계가 다양한 조직과 기관에 존재하는 말초시계의 위상을 제어하고 있다. 또한 식사 등 빛 이외의 외래 정보에 의해서도 말초시계의 위상은 조절된다. 이러한 중추시계, 뇌 시계, 말초시계의 위상 제어에 의해 다양한 생리기능의 서캐디언 리듬(일주기 리듬, circadian rhythm)이 형성된다.

수면과 각성은 이러한 서캐디언 리듬의 영향을 크게 받고 있다. 우리가 만약 서캐디언 리듬을 제어하는 생체시계에 따라 살아간다면 누구나 잠을 잘 잘 수 있게 되고 건강해진다. 하지만 불규칙한 생활습관으로 인해 당신의 생체시계가 교란되면 수면의 질이 떨어지고 만성적인 피로감에 시달리게 된다. 이처럼 사람의 생체시계와 외부환경의 생활 시계가 맞지 않을 때 피로를 느끼는 현상을 사회적 시차증(social jet lag)이라고 하며, 이는 주로 불규칙한 생활 패턴으로 인해 생긴다. 생체시계는 일상생활의 나쁜 습관들이 쌓이면 서서히 조화를 잃어간다. 좋은 잠을 자기 위해서는 수면과 각성의 리듬, 자율신경 활동의 리듬, 호르몬 분비의 리듬, 체온 변화의 리듬 등 서캐디언 리듬의 안정화와 전체적인 조화가 반드시 필요하다. 이것이 숙면의 핵심이자 숙면 전략의 목표다.

이 책에서 제시하는 구체적인 전술들은 모두 이 숙면 전략의 목표인 서캐디언 리듬의 확립을 위한 수단이다. 독자 여러분은 이 중에서 자신에게 맞는 전술을 골라 필요한 만큼 실천하면 된다. 효과를 살펴보면서 전술들을 추가하거나 변경하여 조정하는 것이 실제적인 방법이다.

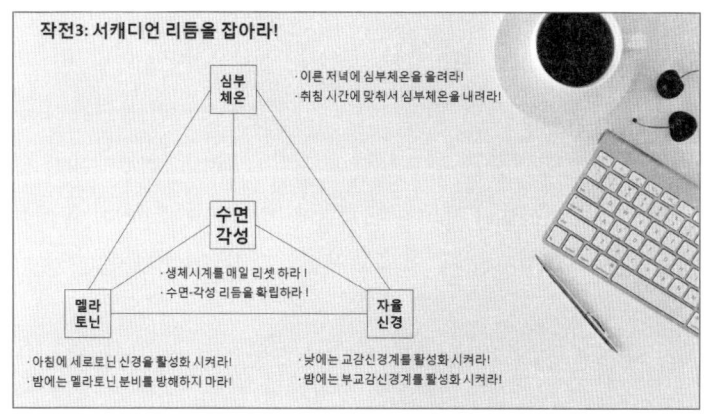

우리의 몸 상태는 4가지 주요 서캐디언 리듬에 의해 지배된다. 즉, 수면-각성, 심부체온(core body temperature), 멜라토닌 호르몬 분비, 자율신경의 서캐디언 리듬이 상호 작용하여 일주기 리듬을 형성한다.

아침에는 심부체온이 상승하여 활동에 적합한 상태가 되고, 멜라토닌 분비가 최소화되어 각성을 지원하며, 교감신경이 활성화되어 몸을 활발하게 움직이고 에너지를 소비할 준비를 한다.

저녁에는 심부체온이 낮아져 에너지 소비가 줄어들어 수면을 위한 준비가 이루어지고, 멜라토닌 분비가 높아져 수면 시작과 깊은 수면을 촉진하고, 부교감신경이 활성화되어 몸을 진정시키고 휴식 상태로 바꾼다.

수면-각성의 서캐디언 리듬에 영향을 주는 3대 요인, 즉 심부체온의 서캐디언 리듬, 멜라토닌 호르몬 분비의 서캐디언 리듬, 자율신경의 서캐디언 리듬이 안정적이고 조화를 이루면 숙면을 취할 수 있고, 이는 건강과 행복으로 이어진다. 하지만 어떤 요인으로 인해 각각의 리듬이 불안정해지고 조화가 깨지면 불면증이 찾아온다. 만약 불면증을 겪고 있다면 저녁이 되어도 심부체온이 낮아지지 않고 멜라토닌 분비가 억제되어 있으며 교감신경이 활성화되어 있을 가능성이 높다. 이런 상태에서는 잠들기가 정말 어렵다.

전술1. 맨 먼저 수면 시간부터 스케줄링 하라

서캐디언 리듬의 조화를 실현하기 위해 우선적으로 필요한 것은 수면과 각성 리듬의 안정화다. 수면-각성 리듬이 자주 바뀌면 심부체온, 멜라토닌 분비, 자율신경의 리듬들과 쉽게 괴리가 생긴다. 주인공이 이리 뛰고 저리 뛰면 조연들은 정신이 없어진다.

규칙적인 수면 시간을 확보하기 위해서는 맨 먼저 수면 시간부터 스케줄링해야 한다. 일도 사랑도 식사도 운동도 우선순위는 수면 다음이다. 인생에서 수면의 중요성을 이해했다면 중요한 것부터 시간을 확보하는 것이 지극히 당연한 일이다. 덜 중요한 일 때문에 가장 중요한 일(수면)을 하는 시간이 침식당해서는 안 된다. 이것이 기본 중의 기본이다. 수면 시간을 무시하고 희생시키는 일은 진정한 비상사태에서만 가동시켜야 한다.

전술2. 생체시계를 매일 리셋하라

인간의 체내시계가 '24시간보다 조금 길다'는 이야기는 널리 알려져 있다. 한때 25시간 정도라고 여겨졌지만, 최근의 연구에서 거기까지 길지 않다는 사실이 밝혀졌다. 체내시계의 주기는 평균 24시간 10분이다. 주의해야 할 것은, 이것은 어디까지나 평균치이며, 그보다 긴 사람도 있고 짧은 사람도 있다는 점이다. 건강한 사람의 경우, 체내시계의 주기가 긴 사람이라도 24시간 30분 정도이다. 체내시계가 24시간보다 길면 다음 날에 잠들게 되는 시간은 서서히 지연되게 될 가능성이 높다. 한편, 24시간보다 짧은 사람도 있고, 이 경우에는 극단적인 아침형이 될 가능성이 높다. 그래서 규칙적인 24시간 주기를 유지하기 위해서는 매일 체내시계를 리셋해야 할 필요성이 생긴다. 지구 시간에 맞춰 생활하기 위해 체내시계를 리셋하려면, 빛과 식사가 필요하다.

전술2-1. 중추시계의 리셋

전술2-1-1. 기상 후 1시간 이내에 햇볕을 쬐어라

중추시계는 빛의 작용에 의해 리셋 된다. 빛은 생체시계에 작용하여 실제로 24시간보다 긴 신체리듬을 24시간인 지구의 자전 주기에 동조시킨다. 우선 망막에 들어간 빛은 하나의 정보로서 시교차상핵의 생체시계에 전달된다. 시교차상핵에 도달한 빛은 시계 유전자인 Period(Per)의 빛 수용 영역에 작용하여 리듬의 변위(즉, 리셋)를 일으킨다.

그러나 언제나 같은 효과가 나타나는 것은 아니다. 햇볕을 쬐는 타이밍이 중요하다. 늦어지기 쉬운 생체리듬을 앞당겨 지구의 자전 주기에 동조시키려면 아침에 눈을 뜬 직후에 충분한 양의 햇볕을 쬐어야 한다. 기상 후 1시간 이내가 가장 효과가 크다. 늦어도 기상 후 4시간 이내에 햇볕을 쬐어야 하고 그 이후에는 효과가 없어진다. 기상 시간의 2시간 전부터 빛을 쬐는 것도 중추시계를 앞당기는 효과가 있다. (반대로 생체리듬을 지연시키려면 저녁에 빛을 쬐어야 한다.)

충분한 양의 햇볕이란 2500 럭스(lux) 이상의 조도(빛 밝기의 강도)를 의미하는데 비오는 날의 조도도 보통 5000 럭스 정도는 된다. 맑은 날의 조도는 5만~10만 럭스에 이르고 흐린 날의 조도는 적어도 1만~2만 럭스 정도는 된다. 맑은 날에는 30분 정도, 흐린 날에는 60분 정도 아침에 창가에 있거나 밖에서 일광욕을 하거나 산책을 하는 것이 중추시계를 리셋하고 각성과 수면의 리듬을 안정화시키는 데 큰 도움이 된다.

또한 아침에 햇볕을 쬐면 멜라토닌의 분비가 정지된다. 이것으로 수면이 끝나고 각성되는 타이밍이 통제된다. 멜라토닌은 분비가 억제된 지 약 15시간(내지 16시간) 후에 다시 분비가 시작된다. 그 후 1~2시간이 지나면 졸음이 몰려온다. 이것으로 각성이 끝나고 수면이 시작하는 타이밍이 통제된다. 오전 10시 이후에는 멜라토닌 분비가 자연스럽게 크게 줄어들기 때문에, 이 시간 이후에 햇볕을 쬐어도 멜라토닌 분비 조절에 의한 생체리듬 리셋 효과를 얻기 어렵다. 따라서 일어나자마자(기상 후 1시간 이내에) 햇볕을 쬐고 멜라토닌 분비의 생체리듬을 리셋하는 것이 중요하다.

전술2-2. 말초시계의 리셋

전술2-2-1. 아침 식사를 하라

말초시계는 음식 섭취에 의해 리셋된다. 이 과정에서 탄수화물과 단백질이 필요하다. 탄수화물을 섭취하면 소화·분해되어 포도당이 생성되고 이에 반응하여 인슐린이 혈류로 방출된다. 음식 섭취에 반응하여 방출된 인슐린은 말초시계를 리셋한다. 말초시계가 30분 정도 앞당겨진다. (이와 반대로 아침을 거르면 말초시계의 위상은 지연된다.) 이때 단백질을 같이 섭취하면 보다 효과적으로 유전자 시계를 조정할 수 있다. 또한 충분한 금식시간(10시간 이상)을 둔 후에 아침 식사를 하면 인슐린 감수성이 높아지기 때문에 더 효과적으로 말초시계를 리셋시킬 수 있다. 햇볕을 쬘 수 있는 창가에서 아침 식사로 밥(탄수화물)과 계란, 두부, 생선이나 고기류 등(단백질)을 같이 먹는다면 중추시계와 말초시계의 리셋이 조화롭게 이루어진다.

뇌 시계(시교차상핵 이외의 대뇌피질이나 해마의 시계)도 모두 식사에 의해 조정될 수 있다.

전술2-2-2. 아침 식사 후에 한두 잔의 커피를 마셔라

아침의 커피는 체내시계를 재설정하는 데 도움이 된다. 커피에 포함된 카페인은 강한 체내시계 리셋 효과가 있기 때문이다. 아침의 카페인 섭취는 체내시계 주기를 전진시킨다. (저녁의 카페인 섭취는 위상을 후퇴시킨다.) 아침에 커피를 마시는 습관은 체내시계를 전진시켜 아침 식사와 마찬가지로 체내시계의 지연을 해소할 효과가 있다.

하지만 커피를 마시는 타이밍이 중요하다. 일어나자마자 마시는 것보다 아침 식사 후에 마시는 것이 좋다. 일반적으로 뇌를 각성시키는 작용이 있는 호르몬인 코르티솔(cortisol)은 오전 3시경부터 새벽에 최고치에 이르고 기상 후 30분에서 60분까지는 아직 많이 분비되어, 그 후 점차 감소해 간다. 이 코르티솔이 많이 분비되는 시간에 카페인을 섭취하면, 코르티솔 분비를 억제할 수 있다는 보고가 있다. 즉, 커피로 인해 코르티솔의 각성 작용이 억제될 수 있다는 것이다. 기상 직후에 습관적으로 커피를 마시게 되면 자발적인 코르티솔 분비 능력이 저하될 수 있다. 그렇게 되면 신체가 가지고 있는 본연의 각성 작용이 방해되어 아침부터 졸음과 나른함이 덮쳐올 수도 있다. 따라서 코르티솔 혈중 농도가 높은 시간대에는 카페인 섭취를 피하고, 기상 후 1시간 정도 기다리고 코르티솔의 각성 작용이 감소하는 아침 식사 후에 커피를 마시는 것이 좋다.

2008년에 발표된 한 논문에서는 카페인이 스트레스에 대한 적응력을 높일 수 있는 잠재적인 효과가 있지만, 시간과 관련된 차이가 있다는 사실을 언급하고 있다. 이 실험에서는 아침 기상 후 코르티솔 분비가 높은 시간대에 카페인을 섭취하면 코르티솔 분비를 억제할 수 있다는 결과가 나타났으며, 이는 정상적인 일상생활에서도 적용될 수 있다. 그러나 기상하고 1시간 이상 지난 후에 카페인을 섭취하는 경우에는 코르티솔 분비를 촉진시키는 효과가 있다는 것을 확인하였다. 이 논문에서는 이러한 카페인 섭취가 신체적으로 민감한 사람들, 예를 들어 불면증이나 우울증 환자, 스트레스에 민감한 사람들 등에게 더 큰 영향을 미칠 수 있다는 것을 강조하고 있다.

그러나 2015년에 발표된 한 연구에서는 아침 식사 후 30분 이내에 카페인을 복용한 실험군에서는 코르티솔의 분비가 억제된 것으로 나타났다. 이와 관련하여, 논문의 저자들은 '아침 식사 후 바로 카페인을 섭취하는 것이 코르티솔 분비를 억제할 수 있는 효과가 있을 수 있다'라고 결론 내렸다.

코르티솔 분비에 대한 카페인의 영향은 섭취 시기 이외에도 개인의 생리적 차이, 카페인의 용량, 기존의 스트레스 수준 같은 요인들에 따라 달라질 수 있다. 즉, 카페인이 코르티솔 분비를 억제할지 촉진할지는 위의 요인들에 따라 다르게 나타날 수 있으며, 일반적으로 이에 대한 확실한 결론은 아직 도출되지 않았다. 따라서 개인의 상황과 목적에 맞게 각자 적절한 카페인 섭취 방법을 결정하는 것이 중요하다.

전술3. 수면-각성 리듬을 확립하라

사회적 존재인 우리가 좋은 잠을 자기 위해서는 매일 중추시계와 말초시계를 리셋함으로써 수면-각성 리듬을, 지구의 자전 주기에 준거하는 사회적 환경의 시간에 동조시킬 필요가 있다. 이는 개인적으로는 수면-각성 리듬을 안정화시킬 필요가 있음을 의미한다. 그러기 위해서는 기상시간과 취침시간의 변동을 가능한 한 피하는 것이 중요하다. 기상시간과 취침시간이 자주 변하면 수면-각성 리듬은 불안정해진다. 불안정한 수면-각성 리듬으로 사는 사람은 폭풍 속 바다를 항해하는 작은 배의 선장과 같다.

전술3-1. 아침의 기상시간을 고정시켜라

우선 취침시간보다 아침의 기상시간을 일정하게 유지하는 것이 중요하다. 기상시간이 매일같이 바뀌면 생체시계를 리셋하는 것도 어려워지고 수면과 각성의 리듬뿐만 아니라, 자율신경 활동의 리듬, 호르몬 분비의 리듬, 체온 변화의 리듬 등 모든 서캐디언 리듬이 깨지기 시작한다. 아침의 기상시간을 일정하게 유지할 수 있다면 중추시계와 말초시계의 리셋을 통해 수면-각성 리듬의 안정화가 쉬워진다. 수면-각성 리듬이 확립되면 다른 수면 방해 요인들이 대부분 덜 영향을 미친다.

전술3-1-1. 취침할 때 아침의 기상시간을 명확히 인지하라

미국 시카고 대학교 의료 센터가 2008년에 발표한 연구 결과에 의하면, 잠자리 들기 전에 일어날 시간을 마음속에서 확실히 결정하고 자면 그 기상시간의 90분 전부터 코르티솔의 분비량이 증가하기 시작하여 우리의 신체는 일어날 준비를 미리 시작한다. 코르티솔은 스트레스 호르몬이라 불리지만 우리의 각성 수준을 높이는 역할을 한다. 취침할 때 아침의 기상시간을 정하지 않으면 같은 시간이 되어도 코르티솔의 분비량이 증가하지 않는다. 1주일 이상 계속해서 같은 시간에 일어나면, 그 기상시간의 90분 전에 코르티솔의 분비시간이 설정된다.

전술3-1-2. 수면 부족은 20분 이내의 낮잠으로 해결하라

기상시간을 일정하게 유지할 때 수면 시간이 부족했던 날에는 낮에 졸음이 올 수 있다. 특히 기상 후 8시간 전후가 가장 졸리는 시간대이다. 보통 오후 2시에서 4시 사이는 교통사고도 많이 일어나는 '마(魔)의 시간대'이기도 하다. 각성효과를 일으키는 PER 단백질과 TIM 단백질이 낮아지는 시간대이기 때문이다. PER 단백질과 TIM 단백질은 생체리듬을 조절하는 핵심 요소로, 낮아질 경우 각성 수준이 감소한다. 그래서 좀 선수를 치고 1시에서 3시 사이에 20분 이내의 낮잠을 자면 재충전 효과가 있다. 하지만 20분을 초과하면 깊은 잠에 빠지게 될 위험이 있다. 낮잠이 길어질 경우 밤 수면의 질이 떨어진다. 밤의 깊은 수면은 낮의 그것보다 높은 피로회복 효과와 재생 효과가 있다. 20분 동안 그냥 눈을 붙이고 있어도 상당한 재충전 효과가 있다.

전술3-1-3. 휴일에도 가능하면 늦잠을 자지 마라

평일에 기상시간을 일정하게 유지하게 되면 주중 쌓인 수면 부족을 휴일에 해소하고 싶어진다. 하지만 주말에 늦잠을 자는 것은 생체시계의 리듬을 무너뜨려 일요일 밤의 수면에 지장을 가져오고 월요일 아침에는 몸을 더 피곤하게 만든다. 토요일과 일요일의 늦잠은 월요병이라는 비싼 대가가 따른다.

전술3-1-4. 생체시계를 리셋한 다음에 낮잠을 자라

20분 이내의 낮잠 한두 번으로는 도저히 해소할 수 없을 정도의 수면 부족 상태라면 평일과 같은 시간에 한 번 기상하고 햇볕을 쪼여 15~16시간 후에 다시 멜라토닌 분비가 시작되도록 멜라토닌 분비의 생체리듬을 리셋한 다음에 오후 2시 이전에 낮잠을 자는 방법이 있다. 아침의 햇볕으로 멜라토닌의 재분비 타이머가 설정되었기 때문에 수면과 각성의 리듬을 보전하면서 동시에 수면 부족도 해소할 수 있다.

전술3-1-5. 늦잠을 자야한다면 2시간을 넘기지 마라

　너무 피곤해서 위의 방법을 적용할 기력이 없는 경우에는 어쩔 수 없이 늦잠을 자게 된다. 그러나 이 경우에도 늦잠은 2시간을 넘기지 않는 것이 좋다. 수면 부족 상태가 완전히 해소되지 않더라도 그날을 잘 버티고 평상시보다 조금 더 일찍 자면 된다. 생체리듬은 가장 많이 반복되는 리듬에 동조하기 때문에 평상시에 기상시간이 고정되어 있다면, 일주일에 한두 번, 2시간 이내의 늦잠으로 생긴 변동 정도까지는 수면과 각성의 리듬이 깨지지 않고 넘어갈 수도 있다. 하지만 점심때까지 늦잠을 자버리는 등 이탈의 정도가 너무 심하면, 밤에 늦게까지 못 자게 되어 수면과 각성의 리듬이 깨지기 시작할 것이다.

전술3-2. 밤의 취침시간을 고정시켜라

　아침의 기상시간이 불안정한 주된 원인은 취침시간의 변동이다. 안정적으로 아침의 정해진 기상시간을 유지하려면 밤의 취침시간을 고정시킬 필요가 있다. 많은 요인으로 인해 생체시계가 지연되는 쪽으로 압력을 받기 쉬운 환경에 우리는 살고 있지만, 취침시간을 고정시켜 매일 수면-각성 리듬을 일정하게 유지한다면 수면의 질이 높아져, 다음 날의 피로와 졸음을 줄일 수 있다.

전술3-2-1. 설정한 취침시간 또는 잠이 왔을 때만 침대에 들어가라

전술3-2-2. 다음 날 아침에 일찍 일어나야 할 때도 설정한 취침시간에 자도록 하라

빨리 자려고 해도 잠을 잘 수 없는 경우가 있다. 사실, 우리에게 '수면 금지 시간대(forbidden zone)'라는 시간대가 있다. 개인차가 있지만 평소 자정에 취침하는 성인의 경우는 오후 8시부터 10시 사이가 '수면 금지 시간대'이다. 평소 취침 시간의 4시간 전부터 2시간 전까지는 체내시계로는 아직 각성의 시간이므로, 좀처럼 잘 수 없거나, 잠들어도 곧 깨어나게 되는 것이다. 이 '수면 금지 시간대'는 우리의 활동시간이 계속됨에 따라 증가하는 수면압력(homeostatic sleep pressure)에 저항하여 각성 상태를 유지하기 위한 시스템이 강하게 작동하기 때문에 생긴다. 이 금지 시간대를 지나면, 졸음이 갑자기 밀려온다. 이때 취침하면 수면에 쉽게 빠질 수 있을 것이다. 따라서 다음 날 아침에 일찍 일어나야 할 때도 수면 금지 시간대는 피하고 설정한 취침시간 또는 잠이 왔을 때 자도록 한다. 수면 시간을 한두 시간 희생시키는 것이 오히려 효율적인 수면을 취하는 데 도움이 된다.

2.
뇌내물질

(1) "낮의 뇌내물질" 세로토닌 생성: 모닝 루틴

【 팁 요약 】

작전3-1: 세로토닌 신경을 활성화시켜라!

전술1. 트립토판을 섭취하라!
  전술1-1. 아침에 바나나와 허니 진저 티를 먹어라!

전술2. 오전에 30분 이상 햇볕을 쬐라!
  전술2-1. 창문 커튼을 열어두고 잠을 자라!

전술3. 하루 30분 리듬 운동을 하라!
  전술3-1. 아침에 햇볕을 쬐면서 산책하라!
  전술3-2. 출근할 때 햇빛이 들어오는 길을 걸어가라!

작전3-1: 세로토닌 신경을 활성화시켜라!

멜라토닌은 "어둠의 호르몬(hormone of the darkness)"으로 알려져 있으며, 야간에 분비되어 수면을 유도한다. 일어나는 시간에는 멜라토닌 수치가 낮아진다. 수면-각성 리듬이 밤에 수면 상태로 이행할 때 멜라토닌 분비가 증가하여 우리가 수면에 빠지는 데 도움을 준다. 멜라토닌은 수면의 질과 조절에 핵심적인 역할을 한다.

수면 유도 호르몬인 멜라토닌은 신경전달물질 세로토닌을 원료로 생성된다. 세로토닌이 부족하면 멜라토닌 생성이 어려워진다. 저녁에 멜라토닌을 충분히 분비하기 위해서는 낮에 세로토닌 신경을 충분히 활성화시키는 것이 필요하다. 세로토닌 신경의 활성화를 위한 3대 요인은 트립토판, 햇빛, 리듬 운동이다.

전술1. 트립토판을 섭취하라!

필수 아미노산의 일종인 트립토판(tryptophan)은 수면 호르몬인 멜라토닌의 원료가 된다. 트립토판을 섭취하면 뇌 속 효소 작용으로 세로토닌이 만들어진다. 이렇게 생성된 세로토닌을 통해 저녁에 멜라토닌이 만들어진다. 따라서 낮에 트립토판을 충분히 섭취하여 세로토닌 생성을 늘려야 밤에 다량의 멜라토닌이 생성되어 깊은 잠에 빠질 수 있게 된다. 반대로 트립토판을 충분히 섭취하지 않으면 세로토닌 부족으로 이어지기 때문에 멜라토닌 생성이 어려워져 제때 잠들기 어렵게 된다.

트립토판은 고기, 계란, 생선, 우유, 유제품 등의 동물성 단백질에 많이 함유되어 있으며 두부, 콩류, 바나나, 아보카도, 아몬드 등 식물성 식품에도 함유되어 있다. 트립토판의 1일 권장량은 성인의 경우 대략 100mg~120mg 정도인데 일반인이라면 통상적인 식사를 통해 하루 100mg에서 200mg 가량의 트립토판을 섭취하고 있다. 하지만 채식이나 다이어트를 하고 있는 사람들은 트립토판이 부족해지기 쉽기 때문에 주의가 필요하다. 또한 숙면을 유도하기 위한 트립토판 필요량은 하루 500mg~1000mg에 달하기 때문에 충분한 단백질 섭취가 필요하다.

트립토판을 세로토닌으로 전환하려면 비타민 B_6가 필요하고, 트립토판의 효과적인 흡수를 위해서는 탄수화물도 필요하다.

비타민 B_6는 트립토판을 세로토닌으로 전환시키는 데 중요한 역할을 하고 있다. 비타민 B_6가 많이 들어 있는 식품에는 생선(참치나 연어, 광어 등), 계란, 닭고기, 통곡물, 쌀겨, 대두, 강낭콩, 바나나, 아보카도, 생강, 마늘, 양배추, 브로콜리, 시금치, 당근, 맥주효모 등이 있다.

탄수화물은 트립토판의 흡수를 돕는다. 따라서 과일 같은 당류가 많이 함유된 식품과 함께 트립토판을 섭취하면 흡수율이 높아진다. 뇌 속에 포도당을 제외한 성분이 들어가는 것을 혈뇌장벽

(Blood-Brain Barrier, BBB)이 막고 있다. 당류가 함유된 음식을 먹으면 혈당치가 높아지면서 인슐린이 분비된다. 인슐린은 트립토판이 혈뇌장벽을 통과하는 것을 돕게 된다.

바나나에는 세로토닌을 생성하는 트립토판과 비타민 B6, 탄수화물이 모두 포함되어 있다. 아침에 바나나를 먹으면 낮에 세로토닌을 합성함으로써 저녁에 멜라토닌을 생성하는 데 도움이 된다. 생강과 꿀을 넣은 허니 진저 티(honey ginger tea)를 같이 마시면 더욱 효과를 강화시킬 수 있다.

☞ 전술1-1. 아침에 바나나와 허니 진저 티를 먹어라!

전술2. 오전에 30분 이상 햇볕을 쬐라!

세로토닌의 합성과 분비는 일출과 함께 활발해지며, 오후부터 밤 사이에는 감소한다. 비렘수면 시에는 전혀 분비되지 않는다. 세로토닌의 합성은 조도가 2500럭스 이상인 빛을 5분 이상 받으면 시작된다. 햇빛이 눈의 망막으로 들어가면 시신경을 통해 뇌간의 봉선핵(縫線核, raphe nuclei)으로 전달되어 세로토닌의 합성이 시작된다(세로토닌 신경 활성화). 세로토닌의 생성은 주로 오전, 특히 아침에 활발하게 이루어진다. 세로토닌의 생성량은 빛을 받는 양에 좌우된다. 피부의 가장 바깥층인 표피의 95%를 차지하는 각질형성 세포(keratinocytes)에서도 태양에서부터 자외선을 흡수하면 세로토닌 생성이 시작된다.

직장에 창문이 없는 환경에서 일하는 사람에 비해 창문이 있는 환경에서 일하는 사람은 쬐는 자연광의 양이 173% 많고, 하루의 수면 시간이 평균 46분 길었다. 또한 창문에서 1미터 이상 떨어진 위치에 침대가 놓인 환자에 비해, 창문에서 1미터 이내에 침대가 있는 환자는 밤의 수면 시간이 1시간 길었고, 퇴원까지 소요되는 시간도 짧았다. 충분한 수면을 위해서 아침의 햇볕은 큰 도움이 된다.

☞ 전술2-1. 창문 커튼을 열어두고 잠을 자라!

전술3. 하루 30분 리듬 운동을 하라!

리듬 운동을 5분 이상 계속하면 세로토닌 신경이 활성화된다. 그러나 30분 이상 계속하면 신경이 피곤해져 오히려 역효과가 날 수 있다. 걷기, 조깅, 계단 오르기, 스쿼트, 목 회전 운동, 수영, 심호흡, 낭독, 독경(讀經), 노래 부르기, 껌 씹기 등이 리듬 운동에 해당된다. 예를 들어 껌을 씹기 시작한 지 5분이 지나면 세로토닌이 나와 30분이 경과되면 혈중 세로토닌 농도가 20% 상승한다.

☞ 전술3-1. 아침에 햇볕을 쬐면서 산책하라!

☞ 전술3-2. 출근할 때 햇빛이 들어오는 길을 걸어가라!

(2) "밤의 뇌내물질" 멜라토닌 생성: 침실 환경 최적화

【 팁 요약 】

◀ 작전3-2: 멜라토닌 분비를 방해하지 마라! ▶

전술1. 아침에 잠에서 깨어나면 가능한 한 빨리 창가에 가서 10분 동안 햇볕을 쬐라!

전술2. 저녁때는 격한 운동을 피하라!

전술3. 밤에는 집안의 조명을 낮춰라!

　전술3-1. 조명을 낮추는 시간(예를 들어 취침 3시간 전)을 정하라!
　전술3-2. 침실에는 오렌지 등의 난색 계통의 조명기구를 선택하라!
　전술3-3. 밤에는 20~30 럭스 정도의 간접 조명을 사용하라!
　전술3-4. 밤에는 집안에서 선글라스를 써라!

전술4. 취침 2시간 전부터는 스마트폰, 컴퓨터, iPad 등을 사용하지 마라!

전술5. 낮에 햇볕을 쬐는 양을 늘려라!

전술6. 생선, 달걀, 버섯, 셀러리, 피스타치오, 아몬드, 호두 등 멜라토닌 함량이 높은 식품을 섭취하라!

전술7. 취침 전에 명상하는 시간을 가져라!

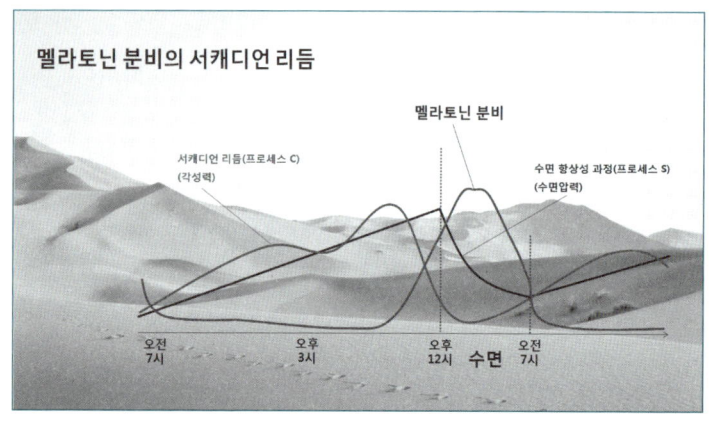

작전3-2: 멜라토닌 분비를 방해하지 마라!

전술1. 아침에 잠에서 깨어나면 가능한 한 빨리 창가에 가서 10분 동안 햇볕을 쬐라!

송과체(pineal gland)에서 생성되는 멜라토닌은 '어두워졌다'는 정보를 전신에 보냄으로써, 잠자는 타이밍을 통제하고 있다. 멜라토닌은 수면을 위한 최적의 상태로 몸을 조정하고 수면의 질을 높여주는 '숙면을 촉진하는 호르몬'이다.

멜라토닌은 낮 동안에는 낮은 수준에서 유지되다가 저녁(습관적인 취침 시간의 2시간 전)부터 증가하기 시작하며, 수면 중에는 높은 수준을 유지하다가 아침(오전 8-9시)에는 다시 감소한다.

보통 자정에 자고 아침 7시에 일어나는 사람의 경우, 멜라토닌은 밤10시경부터 분비되기 시작하고, 그 후 수 시간 동안 분비량은 계속 증가한다. 멜라토닌 분비량은 심야 3시경에 최고조에 달한 뒤 서서히 줄어든다. 아침에 빛이 망막을 통해 중추시계인 시교차상핵에 전달되면 멜라토닌의 방출이 중단된다. 이 때 멜라토닌 재분비 타이머가 재설정되고, 약 15시간 후(14~16시간 후)에 다시 분비가 시작된다. 7시에 기상하는 사람이라면 밤 10시경에 다시 멜라토닌 분비가 시작되고 그때부터 1~2시간 후에 잠이 오게 된다.

전술2. 저녁때는 격한 운동을 피하라!

오전 7시에 기상하는 사람이 오전 5시~11시 사이(기상 시간의 2시간 전부터 기상 후 4시간까지)에 빛을 감지하면 멜라토닌 분비 리듬의 위상이 앞당겨져 일찍 일어나고 일찍 자는 아침형의 리듬이 된다. 위상 변화의 반응이 가장 강하게 일어나는 것은 기상 후 1시간 이내다. 반대로 오전 7시에 기상하는 사람이 오전 0시~5시 사이(기상 시간보다 2시간 이상 전)에 강한 빛을 감지하면 위상은 뒤로 지연되어 저녁형의 리듬이 된다.

아침부터 오후까지의 운동은 멜라토닌 분비 리듬의 위상을 전진시킨다. 이와 반대로 19시부터 22시까지의 운동은 위상의 후퇴를 일으킨다. 이는 멜라토닌의 분비의 리듬이 심부체온의 리듬에 따라 변화하기 때문이다.

아침부터 오후까지의 운동은 몸을 활발하게 움직이게 하고 교감신경을 활성화시키는 경향이 있다. 이로 인해 낮 동안의 심부체온이 더욱 상승하고, 멜라토닌 분비 리듬의 위상이 전진한다. 즉, 멜라토닌 분비가 일찍 시작되고, 이로 인해 밤에 수면이 더 쉽게 찾아올 수 있다.

그러나 19시부터 22시까지의 활발한 운동은 교감신경의 활성화를 더욱 증가시키며, 저녁 늦게까지 심부체온을 높게 유지하는 데 도움을 준다. 그 결과로 멜라토닌 분비 리듬의 위상이 후퇴하게 된다. 이는 밤에 수면이 어려워지는 원인 중 하나가 될 수 있다.

전술3. 밤에는 집안의 조명을 낮춰라!

멜라토닌의 분비는 '빛'이라는 요인에 크게 좌우된다. 멜라토닌의 분비는 어두우면 촉진되고 밝으면 억제된다. 일몰의 붉은 빛을 보면 '이제 곧 밤이 될 것'이라고 뇌가 인식하고, 얼마 후에 멜라토닌이 분비되기 시작하여 전신의 활동은 서서히 억제되고 신체는 수면 준비로 향한다.

눈의 망막에 500 럭스 이상의 빛이 전달되면 멜라토닌의 분비는 억제된다. 500 럭스의 방에서 3시간 지내면 밤에 분비될 멜라토닌은 50% 감소된다. 200~300 럭스 정도의 빛을 보는 것만으로도 멜라토닌 분비가 감소됐다는 연구 결과도 있다. 일반 가정의 조명은 200~500 럭스 정도이다.

전술3-1. 조명을 낮추는 시간(예를 들어 취침 3시간 전)을 정하라!
전술3-2. 침실에는 오렌지 등의 난색 계통의 조명기구를 선택하라!
전술3-3. 밤에는 20~30 럭스 정도의 간접 조명을 사용하라!
전술3-4. 밤에는 집안에서 선글라스를 써라!

전술4. 취침 2시간 전부터는 스마트폰, 컴퓨터, iPad 등을 사용하지 마라!

일몰 이후에 파장이 380~500nm(나노미터)의 블루라이트(특히 470nm)를 보면 뇌는 '지금은 낮이다!'라고 잘못 인식하여 각성 상태가 되어 멜라토닌의 분비를 억제한다. 흥미롭게도 모닥불에서 나오는 붉은색이나 주황색 빛은 멜라토닌 생성을 억제하지 않는다. 1000 럭스의 블루라이트 아래에 1시간 있는 것만으로도 멜라토닌의 분비는 수면에 필요한 수준보다 낮아진다. 500 럭스의 블루라이트 아래에 2시간 있는 것도 같은 효과가 있다. (500 럭스 × 2시간 = 1000 럭스 × 1시간).

잠자기 전에 iPad로 수 시간 동안 독서한 사람들은 종이 책의 독서를 같은 시간 한 사람에 비해 멜라토닌의 분비가 20% 이상 억제되고, 분비의 시작 시간이 최대 3시간 늦어지고, 렘수면 시간이 극적으로 감소되어 잠을 자도 피곤하고 낮에도 계속 졸음이 왔다. 그 후 며칠 동안 멜라토닌 분비가 90분 늦어진 상태였다.

전술5. 낮에 햇볕을 쬐는 양을 늘려라!

하지만 낮에 충분히 햇볕을 쬐었다면, 야간 블루라이트가 수면에 미치는 부정적 영향은 없었다! 진정한 문제는 햇볕 부족인 것이다.

전술6. 생선, 계란, 버섯, 셀러리, 피스타치오, 아몬드, 호두 등 멜라토닌 함량이 높은 식품을 섭취하라!

멜라토닌은 항산화, 항염증, 면역 증강, 항암, 생체리듬 개선, 심혈관 보호, 항 당뇨병, 항 비만, 노화 방지 및 신경보호와 같은 다양한 생리활성화 작용을 나타낸다. 하지만 노화 과정과 함께 멜라토닌 분비량은 감소하게 된다. 개개인의 생리학적 특성과 건강 상태에 따라 다를 수 있지만, 일반적으로 성인기부터 멜라토닌 분비량이 점차 감소하기 시작하고 노년기에는 분비량이 더욱 감소한다.

그런데 멜라토닌이 함유된 식품을 섭취하면, 혈청의 멜라토닌 농도를 현저하게 증가시킬 수 있다. 따라서 멜라토닌이 풍부한 식품(생선, 달걀, 버섯, 피스타치오 등)의 섭취를 통해 불면증 개선뿐만 아니라 건강상의 다양한 이득을 얻을 수 있다.

전술7. 취침 전에 명상하는 시간을 가져라!

한 연구에서 명상이 멜라토닌 분비와 수면의 질에 긍정적인 영향을 미칠 수 있다는 결과가 나왔다. 이 연구에서는 정기적으로 명상을 실천하는 참가자들의 멜라토닌 분비와 수면 패턴을 조사했다. 그 결과, 명상을 한 참가자들은 멜라토닌의 분비가 증가되었고, 수면의 질이 향상된 것으로 나타났다. 이는 명상을 정기적으로 실천하는 것은 심신을 진정시키고 긴장을 푸는 데 도움을 주어 수면 개선을 도와주는데, 멜라토닌 분비를 촉진시키는 것도 이 수면 개선 효과에 기여하고 있을 가능성을 시사한다.

3.
심부체온: 입욕의 역설

【 팁 요약 】

작전3-3: 심부체온을 내려라!

전술1. 취침 2시간 전에 40℃의 따뜻한 물로 15분 동안 목욕하라!
전술2. 또는 취침 1시간 전에 40℃의 따뜻한 물로 10분 동안 족욕하라!
전술3. 이른 저녁에는 잠들지 마라!
전술4. 이른 저녁에(오후 8시 이전에) 운동하라!
전술5. 매운 음식은 저녁 식사로 먹어라!
전술6. 침실의 온도는 선선한 상태(15~20℃)로 유지하라!
전술7. 쿨링 아이스팩을 사용하여 머리를 식혀라!
전술8. 통기성이 좋은 베개를 써라!
전술9. 고탄성(고반발) 매트리스를 써라!
전술10. 글리신을 섭취하라!

작전3-3: 심부체온을 내려라!

수면과 체온

수면과 체온은 밀접하게 연결되어 있으며, 특히 심부체온(core body temperature)은 수면과 깊은 관련이 있다. 심부체온은 심장, 간, 뇌 등 인체의 심부 조직 온도를 의미한다. 이러한 심부체온의 변화는 서캐디언 리듬을 통해 수면 패턴과 수면-각성 리듬에 직접적인 영향을 미친다.

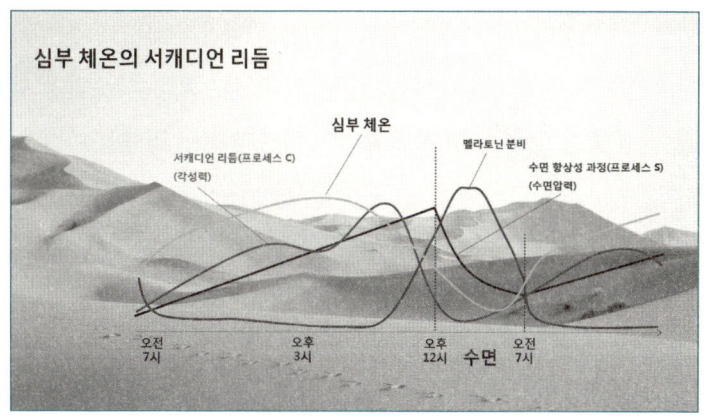

서캐디언 리듬에 따라 심부체온은 일정한 패턴으로 변화한다. 심부체온은 일반적으로 일어난 후 천천히 상승한 뒤, 기상 시간으로부터 11시간 후에(즉, 이른 저녁 시간에) 최고점을 찍고, 22시간 후에

(즉, 기상 2시간 전에) 최저점을 지나는 주기를 가지고 있다. 예를 들어, 7시에 기상하는 경우 심부체온은 오후 6시쯤에 최고점에 도달하고 그 후 천천히 내려가 새벽 5시경에 최저점을 지나 다시 상승하기 시작한다. 심부체온의 최고점과 최저점의 차이는 일반적으로 약 1°C 정도다(즉, 서캐디언 리듬의 진폭은 약 0.5°C 정도다). 낮에 심부체온이 높은 상태가 지속되면 세포분열이 가속화되어 뇌나 신체에 부담이 크기 때문에 밤에는 심부체온을 내려 에너지를 절약하고 휴식과 회복의 시간을 갖는 것이다. 나이가 들면서 심부체온이 최고점을 찍는 시간은 서서히 앞당겨지는 경향이 있다.

이러한 심부체온의 패턴은 수면의 시작과 끝을 조절하는 데 영향을 준다. 심부체온이 낮아지면 수면을 취하기 쉬워지고, 심부체온이 높아지면 깨어있는 상태가 유지된다. 심부체온은 수면의 시작, 수면 중의 상태, 수면 종료 각각에 다음과 같이 영향을 미친다.

a. 심부체온 하강과 수면 시작: 수면을 시작할 때 심부체온은 하강한다. 이는 우리가 자연스럽게 잠이 들 수 있는 상태로, 수면 시작과 관련된 첫 번째 신호다. 심부체온의 하강은 체내시계 시스템에 의해 조절되는데, 이는 수면 패턴을 조절하는 역할을 한다. 심부체온의 하강은 수면 시작의 신호로 받아들여져 뇌의 수면 조절 체계를 활성화시킨다. 심부체온이 낮아짐에 따라 멜라토닌 분비도 촉진되어 수면이 시작되고 수면의 질이 향상된다. 따라서 수면 문제가 있는 사람들은 심부체온 리듬이 어긋나거나 일정하지

않을 수 있다. 수면을 시작하기 전에 심부체온이 높은 상태라면, 잠들기가 어려울 수 있다. 이는 심부체온이 상승할 때 뇌가 깨어있는 상태를 유지하기 때문이다. 반대로 심부체온이 낮아지면 낮에도 졸음이 올 수 있다.

b. 수면 중의 심부체온 안정성: 수면 중에는 심부체온이 상대적으로 안정된 상태를 유지한다. 이는 우리가 깊은 수면 상태에 진입하고 잠을 푹 자는 동안 심부체온이 상승하거나 하강하지 않는다는 것을 의미한다. 이러한 안정성은 깊은 수면 단계를 유지하고 수면의 질을 유지하는 데 도움을 준다. 수면 중에 심부체온이 안정되는 것은 깊은 수면 단계인 비렘수면과 렘수면 간의 균형을 유지하는 데 중요한 역할을 한다. 따라서 수면 중 심부체온의 변동은 수면 유지를 어렵게 하고 수면의 질을 떨어뜨릴 수 있다.

c. 심부체온 상승과 수면 종료: 수면이 종료되고 일어날 준비를 할 때, 심부체온은 상승한다. 이는 우리가 깨어나서 활동을 시작할 준비가 되었다는 신호다. 심부체온의 상승은 체내시계 시스템과 함께 일어나며, 수면 종료와 각성을 조절하는 데 도움을 준다.

심부체온은 열 방출과 열 생산의 균형에 의해 결정된다. 예를 들어, 밤이 되면 손과 발의 혈관이 확장되어 열이 방출된다. 열 생산은 주로 낮에 발생하며, 에너지 대사와 근육 활동으로 인해 발생한다. 그 결과 심부체온은 낮에 높고 밤에 낮지만, 사지 피부온(표면 체온)은 반대로 낮에 낮고 밤에 높다. 사지 피부온 리듬은 심부체온 리듬과 거의 180도 위상이 역전되어 있다.

표면 체온(피부나 점막에서의 체온)은 외부 온도에 따라 조절된다. 체온을 일정하게 유지하려는 항상성(homeostasis) 유지 메커니즘이 기온이 상승 또는 하강할 때 작동한다. 환경 온도가 상승하면 먼저 말초혈관이 확장되어 열 방출이 촉진된다. 더욱 온도가 높아지면 땀을 흘리고 체온을 조절하여 열을 방출한다. 반대로 추워지면 열 손실을 줄이기 위해 근육이 수축하여 피부에 소름이 돋고 털이 곤두서서 심부체온을 유지한다.

서캐디언 리듬을 잘 이용하여 심부체온을 조절하면 낮 동안에는 활동적으로 지내고 밤에는 휴식을 취할 수 있다. 체온 조절은 수면의 질에 큰 영향을 주며, 올바른 심부체온 리듬은 정상적인 수면 패턴을 유지하는 데 중요한 역할을 한다.

따라서 수면의 질과 패턴을 최적화하기 위해서는 심부체온과의 관계를 고려해야 한다. 저녁 시간에 체온을 조절하여 심부체온을 낮추는 것이 수면의 시작을 원활하게 만들어줄 수 있다. 또한, 수면 동안 심부체온의 안정성을 유지하기 위해 적정한 침실 온도를 유지하는 것이 중요하다. 침실의 온도는 개인의 선호에 따라 다를 수 있지만, 일반적으로 약 18°C(15°C~20°C)가 적합하다.

> **전술1.** 취침 2시간 전에 40°C의 따뜻한 물로 15분 동안 목욕하라!

> **전술2.** 또는 취침 1시간 전에 40°C의 따뜻한 물로 10분 동안 족욕하라!

연구에 따르면, 입욕은 스트레스를 완화하고 근육 긴장을 풀어 혈액순환을 촉진하며 수면의 질을 높이는 데 효과적이다.

일본 시즈오카 대학(Shizuoka University)의 연구에 따르면, 주 2회 이상 따뜻한 목욕을 하면 깊고 편안한 수면을 촉진할 수 있다. 또한, 펜실베이니아 주립대학교(Pennsylvania State University)와 스웨덴 카로린스카 연구원(Karolinska Institutet)의 공동 연구에서는 따뜻한 목욕이나 샤워가 수면 유도 시간을 줄이고 깊은 수면을 돕는다고 한다.

입욕을 하는 과정에서 체온이 상승하여 목욕 후에 체온이 하락하는 심부체온 변화를 유발하는데, 이러한 체온 변동이 수면 촉진의 메커니즘 중 하나로 여겨진다.

일반적으로 사람의 체온은 일정한 리듬으로 상승하고 하락하는데, 이는 체온 조절의 핵심 원리다. 수면 시 체온은 하락하게 되며, 깊은 수면 단계에 진입할 때 가장 낮아진다. 하지만, 이러한 체온 변화가 부족하거나 없으면 수면의 질이 저하될 수 있다.

따라서 입욕을 하면 체온이 일시적으로 상승하고 그 후에 반동으로 입욕을 하지 않는 경우보다 체온이 더 하락하게 되므로,

이러한 심부체온 변화가 수면의 질을 개선하는 데 기여하는 것으로 여겨진다.

심부체온 리듬은 외부 온도 변화에 반응한다. 몸이 따뜻해지거나 차가워지면, 처음에는 반대 방향으로 온도가 변화한 후 점차 원래의 안정 상태로 회복된다. 이 현상을 호메오스타시스(homeostasis, 항상성)라고 한다. 이 원리를 이용하여 심부체온을 일단 올리면, 머리나 발바닥에서 열 방출이 촉진되어 잠들기 시작할 때의 심부체온을 더 낮출 수 있다.

심부체온이 일정한 리듬으로 변화하는 것은 일상생활에서도 경험할 수 있다. 예를 들어, 운동 후에는 체온이 상승하게 되고, 이후에 체온이 하락한다. 이처럼, 체온의 상승과 하락은 우리 몸이 일상적인 활동을 하는 데 중요한 역할을 하며, 수면에 있어서도 체온 조절은 중요한 역할을 한다. 따라서 체온 조절에 관련된 입욕은 수면의 질을 개선하는 데 큰 도움을 줄 수 있다.

다만, 주의해야 할 점은 목욕물의 온도와 목욕할 시간이다. 목욕은 취침 2시간 전에 38℃에서 40℃의 뜨겁지 않은 따뜻한 물로 15분에서 30분 정도 목욕하는 것이 좋다. 42℃ 이상의 뜨거운 물로 목욕하면 교감신경이 활성화되어 심부체온의 하강이 너무 오래 걸리기 때문에 취침 시간과의 간격을 더 두어야 한다. 40℃의 따뜻한 물로 15분 정도 목욕하면 심부체온이 0.5℃ 정도 상승하고, 그 후 잠드는 데 적합한 체온까지 내려가는 데 90분 정도 걸린다. 따라서 목욕은 취침 90분에서 2시간 전에 끝내는 것이 좋다.

하지만 족욕의 경우에는 심부체온의 변화가 크지 않기 때문에 취침 1시간 전 또는 취침 직전에 해도 괜찮다. 족욕은 발의 혈액순환을 개선하여 말초 혈관의 열 방출을 촉진시켜 심부체온을 낮추는 데 도움이 된다. 족욕할 때 발뿐만 아니라 손도 따뜻한 물에 담그면 더 효과적이다. 열 방출은 손을 통해서도 일어나기 때문이다. 또한 손과 발의 피부온도 상승은 심부체온을 내리고 수면의 준비를 시작하는 시간이라는 신호로 뇌는 감지하게 된다.

전술3. 이른 저녁에는 잠들지 마라!

해가 저문 저녁에 편안한 분위기 속에서 영화나 책을 즐기며 소파에 앉아 있으면 조용한 공간에서 이른 저녁의 한기가 실내를 감싸고, 조금씩 졸음이 찾아오는 경우가 있다. 몸은 소파에 기댄 채 편안하게 누워있게 되고, 심부체온은 서서히 낮아지며 깊은 잠에 빠져들게 된다.

하지만 이러면 안 된다! 심부체온이 최고점을 찍는 이른 저녁에 짧은 수면을 취하게 되면 본격적으로 자야 하는 밤에 수면의 질이 저하될 수 있다. 이른 저녁에는 잠을 청하지 않는 것이 좋다. 왜냐하면 이른 저녁 시간에는 심부체온 리듬이 최고점에 도달하기 때문에, 이때 자면 심부체온이 일시적으로 낮아진다. 그렇게 되면 심부체온의 리듬 진폭이 줄어들어 밤에 심부체온이 충분히 낮아지지 않아 수면의 질에 부정적인 영향을 미칠 수 있다. 깊은 수면을 위해서는 심부체온이 급격하게 하락하는 것이 필요하므로, 밤에 잘 수는 있어도 수면의 질이 저하될 수 있다.

전술4. 이른 저녁에(오후 8시 이전에) 운동하라!

반대로, 심부체온이 최고조에 이르는 저녁 시간에 체온을 더 올릴 수 있다면, 밤에는 더욱 급격하게 떨어지게 되어 잠을 깊게 자고 수면의 질을 향상시킬 수 있다. 그러므로 양질의 수면을 얻기 위해서는 이른 저녁에 체온을 높이는 것이 중요하다. 심부체온을 높이기 위해서는 열을 생산하는 근육을 활동시키는 것이 효과적이다. 다시 말해, 초저녁에 몸을 움직인다면 수면을 취하기가 더욱 수월해진다.

전술5. 매운 음식은 저녁 식사로 먹어라!

저녁 식사와 취침 사이에 충분한 시간을 둔다면 매운 음식을 저녁 식사로 먹는 것이 수면에 도움이 될 수 있다. 매운 음식에 함유된 캡사이신이 심부체온을 상승시키는 데 도움을 줄 수 있기 때문이다.

캡사이신은 신경통과 관련된 수용체인 "바닐로이드 수용체

(transient receptor potential vanilloid 1, TRPV1)"에 작용하여 체온 조절과 관련된 신경 신호를 전달한다. 이로 인해 심부체온이 상승할 수 있다.

따라서 저녁 식사에 캡사이신이 포함된 매운 음식을 섭취한다면 심부체온의 진폭을 증가시킬 수 있다. 이는 밤에 심부체온이 더욱 급격하게 떨어져 수면의 질을 향상시킬 수 있는 잠재력을 가질 수 있다.

하지만 개인의 신체 반응은 각기 다를 수 있으므로, 캡사이신에 민감한 사람은 매운 음식을 섭취한 후 자신의 몸 상태와 수면 패턴을 관찰하는 것이 중요하다. 또한, 소화를 돕기 위해 취침까지 충분한 시간을 두고 취침하는 것도 중요하다. 매운 음식을 통한 심부체온 조절은 수면의 질을 개선하는 하나의 요인일 수 있지만, 다른 요인들과의 조합 및 개인의 생활습관에 따라 결과는 달라질 수 있다. 개인의 체질과 상황에 따라 적절한 방법을 선택하는 것이 좋다.

전술6. 침실의 온도는 선선한 상태(15~20°C)로 유지하라!

침실의 온도를 선선한 상태로 유지하는 것은 수면의 질을 높이는 데 중요한 역할을 한다. 이는 심부체온을 조절하고 몸이 자연스럽게 수면 상태로 진입하도록 돕고 수면 중의 심부체온 상승을 막기 때문이다.

심부체온은 수면에 영향을 주는 중요한 요소다. 수면 진입을 위해 심부체온이 하락하고, 수면 도중에는 천천히 내려가는 경향을 보인다. 체온 조절은 수면의 질과 패턴에 큰 역할을 한다. 따라서 침실의 온도를 선선한 상태로 유지하는 것이 중요하다. 일반적으로 15~20℃가 수면에 적합한 온도로 알려져 있다. 이 온도 범위는 심부체온을 낮추는 데 도움을 주어 수면 상태로의 진입을 용이하게 한다.

아래는 침실의 온도를 선선하게 유지하기 위한 구체적인 방법들이다.

a. 에어컨이나 팬, 선풍기 사용: 에어컨을 이용하여 침실 온도를 조절하거나, 팬, 선풍기를 사용하여 공기를 순환시킨다.

b. 창문과 커튼 관리: 낮에는 창문과 커튼을 닫아 햇빛이 직접 들어오는 것을 막고, 저녁이나 밤에는 창문을 열어 신선한 공기를 유입시킨다.

c. 통풍 유지: 침실에 충분한 통풍이 이루어지도록 문이나 창문을 열어 신선한 공기를 공급한다. 또는 천장 선풍기나 스탠드 팬을 사용하여 공기를 움직이게 할 수 있다.

이러한 방법들을 통해 침실의 온도를 선선하게 유지하면, 몸의 심부체온 조절이 원활해지고 수면의 질이 향상될 수 있다. 그러나 개인의 선호나 신체적 특성에 따라 온도에 대한 감수성은 다를 수 있다. 각 개인은 자신에게 가장 적합한 온도와 환경을 찾아야 한다. 개인의 선호와 편안함을 고려하여 최적의 조건을 찾아가는 것이 중요하다.

전술7. 쿨링 아이스팩을 사용하여 머리를 식혀라!

뇌의 온도도 심부체온의 변화와 유사하게 잠들 때는 낮아진다. 그래서 쿨링 아이스팩을 사용하여 뇌 온도를 낮추면 잠드는 데 도움이 될 수 있다. 먼저 적절한 크기와 온도의 아이스팩을 준비한다. 아이스팩이 너무 차갑지 않게 주의해야 한다. 아이스팩과 피부 사이에는 얇은 천이나 타월을 두어 직접적인 접촉을 피하는 것이 좋다. 이렇게 준비된 아이스팩을 머리, 특히 뒤통수 부분이나 이마 등에 적용한다. 이 부분들은 뇌와 가까이 위치해 있어 뇌 온도를 효과적으로 조절할 수 있다. 아이스팩은 한 번에 너무 오랫동안 사용하지 않는 것이 중요하며, 보통 15~20분 정도가 적당하다. 따라서 20분 후에는 상온으로 변할 정도의 작은 크기의 아이스팩이 적합하다. 아이스팩 사용 후에는 자신의 몸 상태를 잘 관찰하고, 피부가 붉어지거나 통증을 느낀다면 즉시 사용을 중단해야 한다. 이 방법이 효과적이라면, 매일 밤 일관되게 사용하는 것이 중요하다.

전술8. 통기성이 좋은 베개를 써라!

통기성이 좋은 베개는 열을 효과적으로 배출하여 뇌의 온도 상승을 방지한다. 뇌는 수면 동안에도 활발히 작동하여 열을 생성하고, 이 열은 효과적으로 배출되지 않으면 뇌의 온도가 상승하여 수면의 질을 저하시킬 수 있다. 통기성이 좋은 베개는 열을 효과적으로 흡수하고 배출하여 뇌의 온도를 안정화시키는 데 도움을 준다. 뇌는 온도와 환경에 민감하게 반응하므로, 통기성이 좋은 베개를 사용함으로써 뇌의 온도와 편안함을 최적화하여 좋은 수면 상태를 유지할 수 있다.

통기성이 좋은 베개는 다양한 제품들이 있다. 다음은 일반적으로 통기성이 우수한 베개 제품들의 예시다.

a. 메모리폼 베개: 일부 개선된 메모리폼 제품은 통기성이 향상되어 공기 순환이 원활할 수 있다. 특히 셀 구조를 가진 메모리폼 베개는 공기 흐름을 촉진하여 열과 습기를 효과적으로 배출할 수 있다.

b. 쿨링 젤 베개: 쿨링 젤은 열 전도성이 뛰어나고 열을 효과적으로 분산시키는 소재다. 쿨링 젤 베개는 열의 축적을 방지하여 시원한 수면 환경을 조성한다.

c. 천연 소재 베개: 천연 소재 베개에는 메밀, 면, 양털, 라텍스, 코코넛 섬유, 목화와 솜 등이 사용된다. 이러한 소재들은 통기성이 좋고 흡습성이 뛰어나며 부드럽고 쾌적한 사용감을 제공한다.

d. 통기구가 있는 베개: 일부 베개 제품에는 통기구가 포함되어 있다. 이 통기구는 공기 순환이 원활하게 이루어지도록 도와주어 열과 습기의 배출을 향상시킨다.

전술9. 고탄성(고반발) 매트리스를 써라!

부드럽고 탄력이 낮은 저반발 매트리스와 탄력이 뛰어난 고반발 매트리스 중 어느 쪽이 양질의 수면을 얻을 수 있는지 조사되었다. 스탠퍼드 대학교 수면생체리듬연구소 등이 수행한 연구에 참여한 성인 남성 10명은 저반발 매트와 고반발 매트를 사용하여 수면을 비교했다. 수면 중 뇌파와 심부체온 등을 8시간 동안 측정하고, 기상 시 호르몬 수준 및 피험자의 주관적 평가도 분석했다. 실험 결과, 고반발 매트 사용자가 저반발 매트 사용자보다 입면 초기에 더 깊은 수면을 취하는 것으로 나타났다.

이 실험에서 측정한 피험자의 심부체온은 입면 직후부터 서서히 내려가기 시작했지만, 저반발 매트를 사용한 경우 입면 후 1시간이 지나면 체온의 하강이 정체되었고, 반면 고반발 매트를 사용한 경우 그 후에도 계속 천천히 하강하여 약 0.5도 정도 더 내려갔다. 고반발 매트 사용자는 휴식 상태와 깊은 수면을 나타내는 부교감 신경의 우세와 서파 수면량이 더 높게 나타났다. 이에 따라 스탠퍼드 대학교 수면생체리듬연구소 소장인 니시노 교수는 고반발 매트가 체온 조절에 더 효과적이며 양질의 수면을 제공하는 가능성이 높다고 주장하고 있다.

전술10. 글리신을 섭취하라!

아지노모토 사의 연구에 의하면 취침 전에 아미노산의 일종인 글리신(glycine)을 섭취하면 말초 혈류량이 증가하고 사지에서 열 방산이 촉진되어, 심부체온을 낮추는 데 도움을 주는 것으로 나타났다. 그래서 글리신을 섭취하면 비렘수면 중에서도 가장 깊은 수면 단계인 서파 수면(slow-wave sleep)에 빠르게 도달할 수 있고, 서파 수면 시간도 늘어난다. 즉, 글리신은 쉽게 잠들게 할 뿐 아니라 수면의 질도 높인다. 결과적으로 양질의 수면을 통해 성장 호르몬의 분비를 촉진하는 효과도 얻을 수 있다. 또한 한밤중에 깨는 중도각성이나, 이른 아침에 깨는 조조(早朝)각성이 줄어 수면의 리듬이 안정되어, 숙면감이 높아진다는 것이 밝혀졌다. 취침 전에 글리신을 섭취함으로써 기상시의 피로감이 개선되고 기분이 개선되는 것도 확인되었다. 그리고 수면에 불만이 없는 사람들을 대상으로 수면 부족 상태를 인위적으로 만들고, 취침 시에 글리신을 섭취하게 하면, 낮의 피로감이나 졸음이 줄어, 작업 효율이 높아지는 것으로 드러났다. 성인의 글리신 하루 권장량은 3~5g이다.

동물실험 결과, 경구 투여한 글리신은 뇌의 시교차상핵(suprachiasmatic nucleus: SCN)에 도달하여 NMDA(N-methyl-D-aspartate) 수용체에 대한 작용을 통해 표면 혈류량을 높이고 심부체온을 낮춤으로써 수면 개선 효과를 발휘한다는 것이 시사되었다.

글리신은 뇌를 활성화하는 물질 분비를 억제하는 기능도 있는데, 뇌 속 글리신 농도가 높아지면 뇌가 각성상태에서 수면 상태로 바뀌는 데 도움이 된다.

글리신은 소의 도가니나 힘줄, 닭의 연골, 돼지 족발이나 껍데기 등 동물성 콜라겐에 많이 함유되어 있으며 새우, 게, 랍스터, 가리비 등의 해산물에도 풍부하다. 저녁식사를 할 때 글리신이 다량 함유된 이들 재료를 가지고 만든 음식을 먹으면 숙면을 취하는 데 도움이 될 수 있다.

심부체온과 멜라토닌 호르몬 분비의 상호관계

심부체온과 멜라토닌의 서캐디언 리듬은 상호 연관되어 있다. 두 가지 모두 내부 생체시계에 의해 조절되며, 이 시계는 우리의 수면-각성 주기와 맞추어진다.

심부체온은 낮과 밤 동안 자연스럽게 변화한다. 일반적으로 심부체온은 저녁에 최고점에 도달하고, 이후 점차 감소하여 새벽에 최저점에 이른다. 이러한 체온 감소는 멜라토닌 분비를 촉진하는 신호로 작용할 수 있다. 실제로, 체온이 내려가기 시작하는 저녁 시간대에 멜라토닌 분비가 시작되는 것이 일반적이다. 이것은 "멜라토닌 시작(melatonin kick-in)"이라고도 하며, 잠자리에 들 준비를 알리는 중요한 신호다.

멜라토닌 자체도 체온을 조절하는 역할을 하는데, 특히 체온을 낮추는 데 도움을 주며, 분비가 시작되면 체내에서 "냉각 과정"을 촉진하여 잠자리에 들 준비를 한다. 따라서 멜라토닌 수치가 늘어나면서 심부체온이 점차 낮아진다.

4.
자율신경계

(1) "낮의 신경" 교감신경계 활성화: 낮 시간의 활동

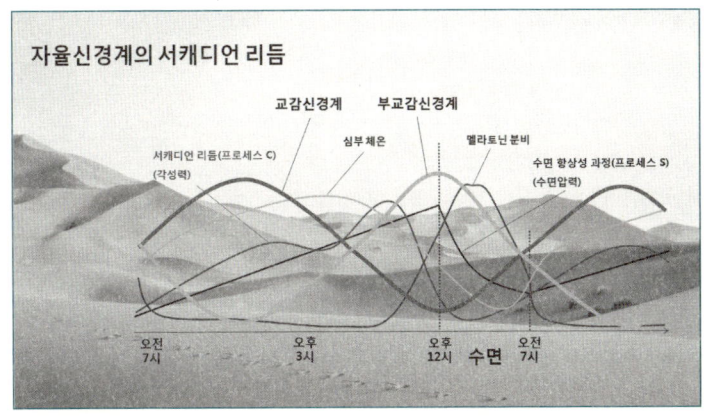

【 팁 요약 】

◄══ **작전3-4: 낮에는 교감신경계를 활성화시켜라!** ══►

전술1. 비운동성 열 생산을 높여라!

- 직장인:
  전술1-1. 사무실 내에서 정기적인 스트레칭과 운동 휴식을 갖는다.
  전술1-2. 엘리베이터 대신 계단을 이용하여 이동한다.
  전술1-3. 회의나 전화 통화 중에는 서서 걸어다니면서 이야기한다.
  전술1-4. 커피나 물을 마시거나 문서를 인쇄할 때마다 일어나서 움직인다.
- 학생:
  전술1-5. 등하교 시에 걸어가거나 자전거를 탄다.
  전술1-6. 수업 후에는 의자에서 일어나서 스트레칭을 한다.
  전술1-7. 쉬는 시간에는 교실 주변을 걸어 다니거나 운동을 한다.
  전술1-8. 숙제나 공부 시간에는 스터디 그룹에 참여하여 활동적으로 공부한다.
- 주부:
  전술1-9. 가사일을 할 때 음악을 틀고 춤을 추면서 활동한다.
  전술1-10. 집안 청소나 정리 정돈을 할 때 빠르게 움직이고, 바닥 청소를 할 때는 근력을 활용한다.
  전술1-11. 장보기나 식사 준비 시간에는 보행이 가능한 거리로 이동하여 걸어다닌다.
  전술1-12. 가정에서의 다양한 활동(예: 정원 가꾸기, 옷 갈아입기, 청소기 돌리기 등)을 적극적으로 한다.

전술2. 아침에 자연광을 받기 위해 실외 활동을 하라!

전술3. 적절한 운동을 통해 규칙적인 활동 패턴을 유지하라!

작전3-4: 낮에는 교감신경계를 활성화시켜라!

자율신경계는 신체의 자율적인 조절과 균형을 담당하는데, 교감신경계와 부교감신경계가 이 중요한 역할을 수행한다. 수면-각성 리듬은 자율신경계의 서캐디언 리듬과 관련이 깊은데, 교감신경계와 부교감신경계의 리듬에 의해 크게 영향을 받고 있다. 따라서 이 두 신경계로 구성되는 자율신경계의 서캐디언 리듬이 안정화되면 수면-각성 리듬의 중요한 토대가 되는 것이다.

수면-각성 리듬은 하루 동안 수면과 각성 상태가 주기적으로 변화하는 현상을 의미한다. 이 리듬은 교감신경계와 부교감신경계의 상호작용에 의해 조절된다. 수면 상태에서는 부교감신경계가 주도하여 심박수와 호흡을 느리게 하고, 체온을 낮추는 등의 안정화 작용을 한다. 반면 각성 상태에서는 교감신경계가 주도하여 심박수와 호흡을 증가시키고, 체온을 상승시키는 등의 활성화 작용을 한다.

낮 동안 교감신경계를 충분히 활성화하면 저녁에 부교감신경계가 활성화되어 숙면에 도움이 된다. 하지만 낮 동안 교감신경계의 활성화가 저조하거나 과도하게 활성화되면 저녁에 부교감신경계의 활성화가 어려워져 수면 문제가 생기는 원인이 될 수 있다.

수면-각성, 자율신경, 심부체온, 멜라토닌의 서캐디언 리듬 간의 상호관계

수면-각성 리듬은 자율신경의 활동과도 밀접한 연관이 있다. 아침에는 우리 몸의 교감신경이 활성화되어 활동 상태로 전환된다. 반면, 밤에는 수면-각성 리듬이 수면으로 이행할 때 부교감신경이 활성화되어 휴식 상태를 유지하게 된다.

심부체온의 서캐디언 리듬과 자율신경은 밤과 낮에 다르게 작용한다. 아침에 깨어날 때 심부체온이 상승하면서 교감신경이 활성화되어 활동적인 상태로 전환된다. 반면, 밤에 심부체온이 하락하면 부교감신경이 활성화되어 휴식 상태를 유지하게 된다.

멜라토닌은 밤에 분비되어 수면을 조절하며, 부교감신경을 활성화하여 휴식 상태를 유지한다. 반대로 스트레스 상황에서 교감신경계 활력이 증가하면 멜라토닌 분비가 억제될 수 있다. 따라서 멜라토닌 분비의 변화는 자율신경의 활동과 연관이 있으며, 수면-각성 리듬과도 관련이 있어 수면 패턴을 조절하는 데 기여한다.

낮 동안 교감신경계를 활성화시키는 효과적인 활동에는 비운동성 열 생산을 높이는 행동, 야외 활동, 유산소 운동 등이 있다.

전술1. 비운동성 열 생산을 높여라!

a. 비운동성 열 생산을 높이는 행동: 비운동성 열 생산(Non-Exercise Activity Thermogenesis, NEAT)이란 운동이 아닌 일상적인 활동, 예를 들어 걷기, 서있기, 계단 오르기 등으로 인해 발생하는 에너지 소비를 말한다. 일상적인 활동을 늘리고 앉아있는 시간을 줄이는 것은 NEAT 수준을 높이는데 도움이 되며, 교감신경계의 활성화를 촉진한다. 비운동성 활동이 적은 삶의 방식이나 긴 시간 동안 앉아 있는 것은 수면의 양과 질에 부정적인 영향을 미칠 수 있다는 연구 결과가 많다.

NEAT를 높이는 활동은 일상적인 생활 속에서 쉽게 실천할 수 있다. 아래는 직장인, 학생 및 주부가 할 수 있는 NEAT를 높이는 행동들이다.

- 직장인:
전술1-1. 사무실 내에서 정기적인 스트레칭과 운동 휴식을
  갖는다.
전술1-2. 엘리베이터 대신 계단을 이용하여 이동한다.
전술1-3. 회의나 전화 통화 중에는 서서 걸어다니면서
  이야기한다.
전술1-4. 커피나 물을 마시거나 문서를 인쇄할 때마다

일어나서 움직인다.

- 학생:

전술1-5. 등하교 시에 걸어가거나 자전거를 탄다.
전술1-6. 수업 후에는 의자에서 일어나서 스트레칭을 한다.
전술1-7. 쉬는 시간에는 교실 주변을 걸어 다니거나 운동을
　　　　 한다.
전술1-8. 숙제나 공부 시간에는 스터디 그룹에 참여하여
　　　　 활동적으로 공부한다.

- 주부:

전술1-9. 가사일을 할 때 음악을 틀고 춤을 추면서 활동한다.
전술1-10. 집안 청소나 정리 정돈을 할 때 빠르게 움직이고,
　　　　　바닥 청소를 할 때는 근력을 활용한다.
전술1-11. 장보기나 식사 준비 시간에는 보행이 가능한 거리로
　　　　　이동하여 걸어 다닌다.
전술1-12. 가정에서의 다양한 활동(예: 정원 가꾸기, 옷 갈아입기,
　　　　　청소기 돌리기 등)을 적극적으로 한다.

　이러한 간단한 활동들은 NEAT 수준을 높여 일상적인 활동으로 열량 소모를 증가시킬 수 있다. 중요한 점은 일상적인 활동을 자주 하고 앉아 있는 시간을 최소화하는 것이다.

전술2. 아침에 자연광을 받기 위해 실외 활동을 하라!

b. 야외 활동: 자연광에 노출되는 것도 교감신경계의 활성화에 도움을 준다. 낮 동안 실외에서 활동하거나 산책을 하면서 태양 아래에 노출되는 것이 좋다. 특히 아침에 밝은 자연광을 받게 되면 신체 내부의 생체시계가 활성화되고 교감신경계의 활동이 증가한다. 또한 아침에 자연광에 노출되는 것은 멜라토닌의 분비를 억제하고 교감신경계를 활성화시킨다.

한 연구에서 아침의 밝은 자연광 노출이 수면-각성 리듬을 조정하고 교감신경계와 관련된 자율신경 활동을 증가시킨다는 결과를 제시했다. 일주일 동안 매일 아침 1시간씩 밝은 자연광에 노출된 그룹은 수면-각성 리듬이 비노출 그룹에 비해 더 잘 조정되었다. 자연광 노출 그룹은 기상 시간과 수면 시간을 더 일관되게 유지했으며, 수면의 질과 깊이도 향상되었다. 또한, 교감신경계와 관련된 자율신경 활동인 심박동수가 높아지고 체온도 상승하는 것을 관찰할 수 있었다. 이러한 변화는 교감신경계의 활성화와 관련이 있는 것으로 해석된다. 추가적으로, 다른 연구에서 밝은 자연광에 노출된 참여자들은 수면 호르몬인 멜라토닌의 분비가 억제되고, 아드레날린과 코르티솔 같은 교감신경계와 관련된 호르몬의 분비가 증가한 것으로 나타났다.

전술3. 적절한 운동을 통해 규칙적인 활동 패턴을 유지하라!

c. 유산소 운동: 규칙적이고 적당한 강도의 유산소 운동은 심장 박동과 호흡을 증가시키는 데 도움을 주어 교감신경계의 활성화를 촉진한다. 조깅, 걷기, 자전거 타기, 수영과 같은 유산소 운동을 하루에 30분 이상 적절한 강도로 실시하는 것을 권장한다.

2015년 미국 노스웨스턴 대학교 파인버그 의과대학의 수면 의학 센터가 참여한 메타분석 연구에서는 운동이 수면의 질과 불면증에 미치는 영향을 분석했다. 이 연구에서 운동이 수면에 미치는 긍정적인 영향을 확인할 수 있었다. 특히, 운동이 수면의 질과 양 모두에 긍정적인 영향을 미칠 수 있으며, 신체활동이 수면의 지연을 감소시키고, 깊은 수면과 렘수면의 비율을 증가시키는 것으로 나타났다.

오전이나 오후, 또는 이른 저녁에 중강도 유산소 운동을 하면 교감신경계의 활성화가 증가한다. 이는 체온과 심박수의 증가를 유발하고, 이에 따라서 근육의 긴장과 혈압 상승 등의 반응이 일어나게 된다. 이와 동시에 부교감신경계의 활성화는 감소한다. 그러나 운동 후 일정 시간이 지나면 부교감신경계의 활성화가 증가하여 체온이 감소하고, 교감신경계의 활성화는 감소하여 심박수가 감소하는 등의 효과를 유발하게 된다. 이러한 생리적인 반응은 자율신경계의 서캐디언 리듬의 진폭을 조절하여, 자연스러운 수면의 발생을 유도한다. 교감신경계의 활성화가 충분히 일어나면 일정 시간 후 수면을 유도하는 부교감신경계의 활성화도 높아지는 것이다.

학술 논문들에 의하면, 아침 시간의 집중적인 유산소 운동이 수면의 질과 양을 향상시키는 것으로 나타났다. 또한, 밤에는 저강도의 운동이 수면의 질과 양을 개선할 수 있다. 이러한 결과는 자율신경계의 서캐디언 리듬과 밀접한 관련이 있으며, 운동이 이 리듬의 진폭을 증대시켜 수면을 개선시키는 것으로 추정된다.

반대로 운동이 수면에 나쁜 영향을 미치는 경우도 있다. 예를 들어, 심박수를 상승시키고 스트레스 호르몬을 분비하는 고강도 운동은, 특히 잠자리에 들기 직전에 수행될 경우, 수면의 양과 질을 감소시키는 경향이 있다. 이는 운동으로 인해 생긴 신체적 긴장감이 수면을 방해하기 때문이다. 장시간의 유산소 운동 역시 수면에 부정적인 영향을 미칠 수 있다. 장시간 동안 유산소 운동을 하면 체력 소모가 크므로, 과도한 피로가 쌓여 수면의 질이 저하될 수 있다. 또한, 운동 시간이 잠자기 직전인 경우에는 체온 상승과 교감신경계 활성화 등으로 인해 수면의 질이 악화될 수 있다. 운동은 신체 활동을 촉진하는 반응을 일으키므로, 이러한 반응이 수면을 방해하기 때문이다. 일반적으로는 운동을 잠자기 약 3시간 전에 마칠 것을 권장하며, 특히 밤늦은 시간에 고강도 운동을 하는 것은 피하는 것이 좋다.

따라서 수면에 나쁜 영향을 미치는 것을 피하려면, 일반적으로 고강도나 장시간의 운동보다는 저강도나 중간 강도의 운동을 선택하고, 지속 시간도 30분에서 1시간 정도로 제한하는 것이 좋다. 또한, 특히 밤늦은 시간에는 운동을 피하는 것이 좋다.

이상과 같은 신체적 활동뿐만 아니라 정신적 활동 중에도 교감신경계를 활성화시키는 것들이 있다. 예를 들어 문제 해결, 학습, 강연이나 토론, 예술 창작, 집중력을 요구하는 게임, 음식 조리, 가상의 시나리오 만들기(예: 여행계획 세우기) 등은 모두 뇌를 자극하고 교감신경계를 활성화시키는 데 도움이 될 수 있다.

수면에 도움이 되는 활동은 일반적으로 부교감신경계를 활성화시키는 것들이다. 그러나 교감신경계를 활성화시키는 활동들 중에서도 적절한 시간에 진행하고, 그 후에 충분한 이완을 제공한다면 수면 향상에 도움이 될 수 있다. 따라서 위에서 언급한 다양한 정신활동들이 적절하게 진행될 경우 수면에 도움이 될 수 있으며 낮 동안의 저조한 활동성이 불면증의 주된 원인인 경우에는 이러한 활동들을 특히 시도해볼 만하다.

(2) "밤의 신경" 부교감신경계 활성화: 긴장 완화

【 팁 요약 】

작전3-5: 밤에는 부교감신경계를 활성화시켜라!

전술1. 저녁 식사는 꼭 먹어라!
전술2. 취침 90분 전부터는 뇌를 흥분시키는 오락은 피하라!
전술3. 수면 2~3시간 전에는 과도한 신체적 활동을 피하라!
전술4. 취침 1~2시간 전에 그날에 느낀 부정적 감정을 솔직하게 종이에 적은 후 그 종이를 쓰레기통에 버려라!
전술5. 수면 2시간 전부터는 자극적인 환경을 피하라!
전술6. 스마트폰 사용 시간을 제한하라!
전술6-1: 처음에는 취침 15분 전에 스마트폰 사용을 중단하는 것으로 시작하라!
전술7. 스마트폰을 침실 밖에 두어라!
전술8. 취침 90분 전에 취침 준비 알람을 설정하라!
전술9. 취침 90분 전에 목욕(또는 족욕, 샤워)을 하라!
전술10. 취침 전에 눈, 목, 천골(薦骨, 선골, Sacrum)을 따뜻하게 하라!
전술11. 마사지를 받아라!
전술12. 신문혈을 눌러라!
전술13. 점진적 근육 이완(PMR)을 사용하라!
전술14. 비파리타 카라니 자세로 요가를 수행하라!
전술15. 잠자기 전에 스트레칭을 실천하라!
전술16. 자율훈련법을 활용하라!
전술17. 유도된 심상을 활용하라!
전술18. 미국 군대식 수면법을 활용하라!
전술19. GABA를 섭취하라!

작전3-5: 밤에는 부교감신경계를 활성화시켜라!

저녁에는 부교감신경계를 충분히 활성화시켜 몸과 마음을 릴렉스한 상태로 만드는 것이 숙면을 위해 필요하다. 그렇게 하기 위해 우선적으로 경계해야 하는 것은 심신을 흥분시키는 교감신경계의 활성화이다. 교감신경계가 지나치게 흥분되어 있으면 부교감신경계를 활성화시킬 길이 막힌다. 교감신경과 부교감신경은 서로 반대작용을 하기 때문이다. 하나가 활성화되면 다른 하나는 억제된다.

전술1. 저녁 식사는 꼭 먹어라!

배고프면 잠이 안 오는데, 왜 그럴까? 그것은 신경전달물질인 오렉신(orexin) 때문이다. 저녁 식사를 거르고 잠자기 전에 배고파지면 시상하부 외측 영역에 존재하는 신경세포에서 신경 펩타이드(Neuropeptide)인 오렉신이 생성된다. 오렉신이라는 이름은 이 물질이 식욕에 관여하기 때문에 그리스어로 '식욕'을 뜻하는 'orexis'에서 유래한 것이다. 오렉신이 분비되면 당초 보고된 섭식량 증가 외에도 음수량 증가, 자발적 운동량 증가, 각성 시간 연장, 혈중 코르티솔 농도 상승, 교감신경계 활성화 등의 작용이 나타난다. 언뜻 보면 복잡한 작용으로 보이지만, 동물의 각성 수준을 높이는 일련의 작용으로 볼 수 있다. 동물은 공복 시에는 각성 수준을 높여 먹이를 찾고 섭식 행동을 해야 한다. 인간도 예외는 아니다. 오렉신은 육식동물이 먹이를 잡을 때나 사람이 스포츠를 시작할 때와 같이 강한 동기부여가 필요한 행동에서 활성화된다. 섭식 행동에 주목했을 때, 오렉신은 행동을 지탱하기 위한 각성 유지, 동기부여 유지 등에 관여하고 있는 것이다.

오렉신 신경은 동물의 영양 상태를 모니터링하고 있으며, 굶주림 시 활동이 증가하는 것으로 알려져 있다. 오렉신 신경은 식욕을 증가시키는 호르몬인 그렐린(ghrelin)에 의해 활성화되고 식욕 억제 호르몬인 렙틴(leptin)에 의해 억제된다. 또한 세포외 포도당 농도가 높아지면 억제된다. 배고프면 활성화되고 배부르면 억제된다는 이야기다.

신경전달물질인 오렉신은 뇌에서 수면과 각성의 전환 기능을 담당한다. 오렉신은 깨어 있을 때 각성 스위치를 눌러 시스템을 활성화한다. 동시에 수면 중추를 억제하는 작용을 한다. 따라서 저녁에는 교감신경을 활성화하고 수면을 방해하는 오렉신의 분비를 막기 위해 적당한 시간에 적절한 양의 식사를 해야 한다.

전술2. 취침 90분 전부터는 뇌를 흥분시키는 오락은 피하라!

일부 디지털 디바이스의 사용은 아드레날린과 도파민을 분비시키고 교감신경계를 흥분시켜 수면을 방해할 수 있다.

a. 스마트폰 및 태블릿 사용: 스마트폰과 태블릿은 밝은 화면과 인터넷, 게임, 소셜 미디어 등의 기능으로 인해 아드레날린과 도파민 분비를 촉진시킬 수 있다. 이러한 장치의 사용은 교감신경계를 흥분시켜 수면을 방해할 수 있다. 또한, 블루라이트를 방출하는 화면은 멜라토닌 수준을 낮추고 수면의 질을 저하시킬 수 있다.

b. 컴퓨터 및 노트북 사용: 컴퓨터나 노트북은 작업, 게임, 온라인 스트리밍 등으로 인해 아드레날린과 도파민 분비를 촉진시킬 수 있다. 특히 흥미로운 콘텐츠를 보거나 경쟁적인 게임을 플레이하는 것은 수면을 방해할 수 있다.

c. 텔레비전 시청: 텔레비전은 밝은 화면과 재미있는 프로그램, 스릴 넘치는 드라마 등으로 인해 아드레날린과 도파민 분비를 촉진시킬 수 있다. 장시간에 걸쳐 지속적으로 시청하는 경우 수면 패턴에 부정적인 영향을 줄 수 있다.

이러한 전자기기는 개인의 수면 건강에 영향을 미칠 수 있으므로 수면 직전에는 사용을 제한하는 것이 좋다. 스마트폰이나 태블릿의 경우, 수면 모드로 설정하여 블루라이트 방출을 줄이고 알림을 꺼두는 등의 조치를 취하는 것이 도움이 될 수 있다. 또한, 수면 1~2시간 전부터 전자기기 사용을 줄이고, 대신 수면을 촉진하는 활동으로 전환하는 것이 좋다.

아울러 전자기기 사용 이외에도 교감신경계를 활성화시켜 수면의 시작을 어렵게 하거나 수면의 질을 저하시킬 수 있는 요인들이 있다.

전술3. 수면 2~3시간 전에는 과도한 신체적 활동을 피하라!

d. 신체적 활동: 신체적인 활동은 아드레날린과 도파민 분비를 촉진시킬 수 있다. 과도한 운동, 활동적인 스포츠, 혹은 신체적인 활동이 취침 시간이 가까워질 때까지 계속되는 경우, 수면의 시작을 어렵게 할 수 있다. 그뿐만 아니라 19시부터 22시 사이에 운동하면 체내시계의 위상도 지연되어 저녁형의 생활패턴으로 변할 가능성이 높아진다. 수면 2~3시간 전에는 과도한 신체적 활동을 종료하는 것이 좋다.

전술4. 취침 1~2시간 전에 그날에 느낀 부정적 감정을 솔직하게 종이에 적은 후 그 종이를 쓰레기통에 버려라!

e. 스트레스 및 강한 감정: 스트레스 상황이나 분노, 불안, 흥분 등의 강한 감정도 아드레날린과 도파민 분비를 촉진시키는 경향이 있다. 이는 교감신경계를 흥분시켜 수면을 방해할 수 있다. 예를 들어, 스트레스로 인해 수면에 집중하기 어려워질 수 있으며, 강한 감정을 느끼는 상황에서는 수면의 시작을 지연시키는 경향

이 있을 수 있다. 이를 해결하기 위해 스트레스나 강한 감정을 정리하는 것이 필요하다. 이를 위해 감정을 표현하고 정리하는 글쓰기가 도움이 된다.

연구들에 의하면 이러한 글쓰기를 통해 부정적인 감정을 처리하고 긍정적인 정서를 촉진할 수 있으며, 스트레스를 감소시키고 신체적 스트레스 반응을 줄일 수 있다. 취침 1~2시간 전쯤에 15분 정도 그날 느낀 부정적 감정을 솔직하게 적은 후, 감정을 해소하기 위해, 다 쓴 종이를 버리는 것이 도움이 될 수 있다.

전술5. 수면 2시간 전부터는 자극적인 환경을 피하라!

f. 자극적인 환경: 밝은 조명, 시끄러운 소음, 강한 자극 등의 환경적 요인도 교감신경계를 자극하여 수면의 시작을 어렵게 만들 수 있다.

g. 알코올 및 카페인 섭취: 알코올과 카페인은 아드레날린과 도파민 분비를 증가시킬 수 있다. 카페인은 중추 신경계를 자극하여 수면의 시작을 어렵게 하고, 알코올은 초기 수면 단계를 촉진하지만 수면의 질을 저하시킬 수 있다.

앞서 언급한 교감신경계를 흥분시키는 요인들 중에서도 SNS(소셜 네트워크 서비스)에 의한 스마트폰 의존증 때문에 수면에 문제가 생긴 경우가 가장 많을 것이다. 많은 연구들에서 SNS 사용량이 증가할수록 수면의 질이 저하되고 불면증 증상을 유발할 수 있다는 것이 확인되었다. SNS 사용은 여러 가지 뇌내물질의 분비를 유발할 수 있는데, 이러한 뇌내물질 때문에 스마트폰 의존증을 극복하기가 어려워진다.

다음은 일반적으로 SNS 사용과 관련된 주요 뇌내물질과 그 심리학적 의미에 대한 설명이다.

- **교감신경계를 활성화시키는 뇌내물질:**

a. 도파민(dopamine): 도파민은 기쁨 및 보상과 관련된 뇌내물질로, SNS 사용으로 인해 분비될 수 있다. SNS에서 친구들과 상호작용하거나 좋아요, 댓글, 공유 등의 피드백을 받을 때 도파민 분비가 증가할 수 있다. 이는 우리에게 성취감과 만족감을 주며, SNS 사용에 대한 긍정적인 연합을 형성할 수 있다. 하지만 지나친 SNS 의존은 도파민 수용체의 감도를 낮추어 중독의 위험성을 높일 수 있다.

도파민은 교감신경계를 활성화시키는 데 영향을 줄 수 있다. 적절한 수준의 도파민 분비는 경계심과 깨어있는 상태를 유지하며, 교감신경계의 활성화를 지원할 수 있다. 수면 전에 도파민이 과도하게 분비될 경우, 수면 시작에 어려움을 겪을 수 있다.

b. **노르에피네프린**(norepinephrine): 노르에피네프린은 주로 스트레스 반응을 유발할 수 있는 뇌내물질로 알려져 있다. SNS 사용으로 인해 종종 긴장과 경계 상태가 유발될 수 있으며, 이는 노르에피네프린 분비를 증가시킬 수 있다. 이는 SNS에서 일어나는 논쟁, 갈등, 부정적인 의견 등으로 인해 스트레스 반응이 유발될 수 있기 때문이다.

노르에피네프린은 교감신경계를 활성화시키는 데 기여할 수 있다. 증가된 노르에피네프린 분비는 경계심과 각성을 촉진할 수 있다. 따라서 수면 전에 노르에피네프린 분비가 촉진될 경우, 잠들기 어려움이나 수면의 깊이와 질 영향을 줄 수 있다.

c. **코르티솔**(cortisol): SNS에서의 부정적인 상호작용, 경쟁, 스트레스 요인은 코르티솔 분비를 증가시킬 수 있다. 코르티솔은 스트레스 반응과 관련된 뇌내물질로, 교감신경계의 활성화를 촉진할 수 있다. 과도한 코르티솔 분비는 경계심과 스트레스 상태를 유발할 수 있으며 수면에 부정적인 영향을 미칠 수 있다.

- 부교감신경계를 활성화시키는 뇌내물질:
d. **세로토닌**(serotonin): 세로토닌은 기분 조절, 감정 조절, 사회적 상호작용에 관여하는 뇌내물질이다. SNS 사용은 긍정적인 상호작용과 사회적 연결을 촉진할 수 있으므로 세로토닌 분비를 증가시킬 수 있다. 그러나 SNS에서의 부정적인 경험이나 비교, 부정적인

피드백은 세로토닌 수준을 낮출 수도 있다.

세로토닌은 부교감신경계를 활성화시킬 수 있는 뇌내물질이다. 적절한 수준의 세로토닌 분비는 안정감과 편안함을 촉진할 수 있으며, 부교감신경계의 활성화를 지원할 수 있다. 세로토닌은 기분 조절과 수면-각성 조절에 관여하는데, 적절한 수준의 세로토닌 분비는 수면의 균형과 조절에 도움을 줄 수 있다.

e. 엔도르핀(endorphins): 엔도르핀은 기쁨, 만족감, 통증 완화와 관련된 뇌내물질이다. SNS 사용으로 인해 긍정적인 경험, 유머, 쾌감을 느끼는 등의 활동을 할 때 엔도르핀 분비가 증가할 수 있다.

엔도르핀은 편안함과 쾌감을 유발할 수 있는 뇌내물질로, 부교감신경계를 활성화시키는 데 기여할 수 있다. 적절한 수준의 엔도르핀 분비는 수면의 품질을 향상시킬 수 있다.

f. 옥시토신(oxytocin): SNS 사용은 옥시토신 분비를 증가시킬 수 있다. 옥시토신은 사회적인 유대감과 신뢰, 친밀한 관계와 관련된 뇌내물질로 알려져 있다. SNS에서 친구나 가족과의 연결을 유지하고 소셜 그룹에 속하는 경험은 옥시토신 분비를 증가시킬 수 있다. 이는 SNS 사용자들 간의 사회적 연결과 지지를 촉진하며, 긍정적인 감정과 관계 형성에 도움을 줄 수 있기 때문이다. 하지만 SNS는 가상적인 연결을 제공하기 때문에 옥시토신의 영향이 실제 대면 상호작용과 비교할 때 상대적으로 제한적일 수 있다.

또한, 옥시토신은 부교감신경계를 활성화시킬 수 있는 뇌내물질이다. 안정감과 친밀한 관계 형성을 촉진하여 부교감신경계의 활성화와 관련된 긍정적인 효과를 가질 수 있다. 옥시토신의 분비는 수면에 긍정적인 영향을 줄 수 있다.

위에서 언급한 뇌내물질들 중 일부는 수면 전 분비 시 부교감신경계를 활성화시킬 수 있다. 그러나 교감신경계를 활성화시키는 뇌내물질의 분비만을 피하는 것은 어려운 일이다.

SNS 사용 못지않게 드라마 연속 시청(Binge-Watching)도 수면 문제의 중요한 원인이다. 벨기에 루벤 카톨릭 대학교(KU Leuven)에서 18~25세 젊은 성인 423명을 대상으로 실시한 연구에 따르면, 디지털 미디어 사용이 수면에 미치는 영향은 다음과 같다. 드라마 연속 시청이 증가할수록 수면의 질이 저하되었으며, 피로 수준이 증가하였다. 또한 드라마 연속 시청이 불면증 증상을 유발할 수 있다는 것이 밝혀졌다. 이러한 연구 결과는 드라마 시리즈를 연속적으로 시청하는 것이 수면의 양과 질을 저하시키고, 수면 부족과 관련된 신체적, 정신적 피로를 초래할 수 있다는 것을 시사한다. 여성을 대상으로 진행된 다른 연구에서도 텔레비전 시청량이 늘어날수록 수면의 질이 저하되고, 수면 장애 증상이 나타날 가능성도 높아지는 것으로 밝혀졌다. 또한 유튜브 사용 시간이 늘어날수록 수면의 질이 떨어지고 수면 부족 정도가 증가한다는 연구 결과도

다수 보고되었다.

전술6. 스마트폰 사용 시간을 제한하라!

 따라서 수면 전에는 스마트폰과 같은 디지털 미디어 기기의 사용을 제한하는 것이 필요하다. 학술 논문들은 수면 1시간 전부터 스마트폰 사용을 중단하는 것이 좋다고 제안하고 있다. 이를 위해 스마트폰 사용 종료 시간을 정해놓고, 알림을 끄는 기능 등을 활용하여 사용을 제한할 수 있다.

 일부 연구에 따르면, 스마트폰 사용 시간이 길수록 수면의 질이 떨어지고 수면 시간이 지연되는 것으로 보고되었다. 취침 1시간 전부터는 스마트폰 사용을 줄이고, 최소한 30분 전부터는 완전히 중단하는 것이 좋다.

전술6-1: 처음에는 취침 15분 전에 스마트폰 사용을 중단하는 것으로 시작하라!

 하지만 스마트폰 의존증이 심한 경우에는 처음부터 '취침 60분 전부터는 스마트폰 사용을 중단하라'고 해도 실행하기가 어렵기 때문에, 현실적인 대책으로 처음에는 취침 15분 전에 스마트폰 사용을 중단하는 것으로 시작하여 점차 취침 30분 전, 취침 45분 전, 취침 60분 전, … 과 같이 접근하는 것이 도움이 될 것이다. 일부 연구에 따르면 이 방법의 성공률이 80% 이상으로 나타났다.

전술7. 스마트폰을 침실 밖에 두어라!

수면 환경을 개선하기 위해 스마트폰을 침실에서 제외하는 것이 좋다. 스마트폰의 알림이나 전자기기의 방해를 최소화하여 수면의 질을 향상시킬 수 있다. 스마트폰을 침실 밖의 특정 장소에 두고, 잠자기 전에는 스마트폰을 사용하지 않도록 한다.

취침 전 교감신경계를 흥분시키는 행동을 피하고, 대신 부교감신경계를 활성화시키는 행동을 선택하는 것이 현명한 방법이다. 즉, 잠자기 전에는 SNS 사용이나 드라마 시청 대신에 몸과 마음을 편안하게 할 수 있는 다른 행동들을 하는 것이다. 그렇게 하면 길항관계에 있는 교감신경계는 자연스럽게 억제되어 심신의 흥분과 긴장 상태는 진정된다.

전술8. 취침 90분 전에 취침 준비 알람을 설정하라!

규칙적인 수면 일정은 부교감신경 활성화와 안정적인 생체리듬 형성에 도움을 준다. 수면과 부교감신경은 밀접한 관련이 있으며, 부교감신경은 수면 관련 신체 기능을 조절한다. 부교감신경은 심장 박동 수를 감소시키고 호흡 속도를 늦추며, 신체의 긴장을 완화시킨다. 규칙적인 수면 일정은 안정적인 생체리듬을 형성하고, 취침 시간에 맞춰 부교감신경을 활성화시킨다. 부교감신경의 활성화는 수면의 질을 향상시키고 긴장을 푸는 데 도움이 된다. 따라서 수면의 질을 개선하기 위해서는 부교감신경 활성화를 돕는 규칙적인 수면 일정 유지가 중요하다. 예를 들어, 취침 90분 전에 알람을 설정하여 휴식 시간의 시작을 알리고, 자극적인 활동을 마무리하는 것이 좋다. 규칙적인 수면 일정이 확립된 후에는 취침 60분 전이나 30분 전에 알람을 설정해도 교감신경에서 부교감신경으로의 전환이 가능해질 것이다.

아래에서 소개하는 전술9부터 전술19까지는 부교감신경의 활성화라는 공통 목적을 가진 전술들이다. 따라서 모든 전술을 동시에 실행할 필요는 없고, 개인의 기호와 적성에 따라 한두 가지의 전술만 실행해도 충분히 그 목적을 달성할 수 있을 것이다. 기본 전술을 하나 정하고 추가적인 전술을 번갈아 시도해 보는 것도 좋은 방법이다.

전술9. 취침 90분 전에 목욕(또는 족욕, 샤워)을 하라!

목욕 시 우리는 따뜻한 물, 부드러운 거품, 향기로운 비누로 몸을 씻으며 쾌적함을 경험한다. 이런 목욕 과정은 부교감신경을 활성화시키는 데 도움이 된다. 따뜻한 물에 담기면 신체의 혈관이 확장되고, 근육이 이완되어 긴장이 풀리는 느낌을 받을 수 있다. 물속에서 몸을 움직이며 마사지를 하는 것은 피로와 긴장을 완화시켜주고, 마음의 안정과 평온을 가져다준다. 목욕은 우리에게 쾌적한 감각을 제공하며, 부교감신경을 자극하여 심신을 진정시키는 효과를 가지고 있다. 이러한 이유로 목욕은 취침 준비 과정에서 부교감신경을 활성화시키고 긴장을 푸는 데 도움을 줄 수 있는 중요한 수단이 된다.

전술10. 취침 전에 눈, 목, 천골(薦骨, 선골, Sacrum)을 따뜻하게 하라!

부교감신경은 긴장상태의 몸을 휴식상태로 회복시키는데, 이는 척추의 상하 두 부분(중뇌와 연수, 척수의 천골 부분)에서 나온다. 따라서 목과 천골(선골) 부위를 따뜻하게 하면 부교감신경이 활성화된다. 이는 혈액 순환을 촉진하여 근육의 이완과 긴장 완화를 도와준다. 이러한 상태는 안정감과 편안함을 증진시키며 수면의 질을 향상시키고 스트레스를 감소시키는 데 도움을 준다.

우선 중뇌와 연수가 위치하는 목의 윗부분을 따뜻하게 유지하는 것은 부교감신경을 활성화시키고 심신을 진정시키는 효과를 가져올 수 있으며, 혈액순환을 개선하고 근육 이완을 도모할 수 있다. 또한, 수면을 촉진하는 호르몬인 멜라토닌의 분비를 촉진시킬 수 있어 자연스러운 수면 유도에 도움을 줄 수 있다.

건강한 젊은 성인을 대상으로 취침 전 눈과 목의 온열 자극이 수면 패턴과 심박수 변동에 미치는 영향을 조사한 연구에서 이런 효과가 검증되었다. 이 연구에서 참가자들은 온열 패드를 사용하여 눈과 목을 따뜻하게 하는 그룹과 온열 자극을 받지 않는 대조군으로 무작위로 나뉘었다. 연구 결과 눈과 목을 따뜻하게 한 그룹은 대조군에 비해 수면의 질이 향상되고 렘수면 비율이 증가하는 것으로 나타났다. 또한 심박변동 분석에서도 온열 자극이 심박변동의 안정성을 향상시키는 효과가 있는 것으로 드러났다.

다른 연구에서 온열 자극을 받은 그룹은 대조군에 비해 체온이 더 순조롭게 내려가고, 깊은 수면을 취하는 비율이 증가하는 것으로 나타났다.

또 다른 연구에서 온열 자극을 받은 그룹에서는 특히 릴렉스한 상태에서 지배적인 α파와 졸릴 때와 렘수면 시에 지배적인 θ파의 증가가 관찰되어 온열 자극이 이완 상태와 입면 촉진에 관여하는 것으로 나타났다.

다음으로 천골 부분에서도 부교감신경이 나오는데, 취침 15~30분 전에 천골을 따뜻하게 하면 부교감신경을 활성화시킬 수 있다. 천골의 위치는 다음과 같다. 사람의 척추는 7개의 경추(목뼈), 12개의 흉추(등뼈), 5개의 요추(허리뼈) 그리고 천추(골반뼈)와 미추(꼬리뼈)로 구성되어 있다. 척추를 허리까지 내려오면 요추에 해당되고 엉덩이의 튀어나온 뼈가 미추인데, 천골(선골)은 허리뼈와 꼬리뼈

사이, 골반 중앙에 있다. 모양은 역삼각형이며 크기는 손바닥 정도이다.

최근의 한 연구에서 일정 기간 동안 취침 전 천골 부위를 온도 조절 가능한 전기담요로 따뜻하게 유지한 그룹은 일반적인 환경에서 수면을 취한 비교 그룹에 비해 수면의 질이 개선되는 것으로 나타났다. 즉, 천골을 따뜻하게 유지하는 것이 수면의 깊이와 지속성을 증가시키며, 수면 중 깨는 빈도가 감소하는 것으로 나타났다. 또한, 천골을 따뜻하게 유지한 그룹은 일어날 때의 피로감과 불편감이 감소하는 것으로 나타났다.

전기담요가 없는 경우, 천골을 따뜻하게 하는 다른 방법들이 있다. 가장 간단한 방법은 샤워를 하면서 40℃ 정도의 따뜻한 물을 30초 정도 지속해서 흐르게 하는 것이다. 샤워라면 적당한 수압도 자극이 되므로 그것만으로도 충분하다. 천골의 위치는 엉덩이의 약간 위쪽이고, 손바닥 정도의 범위에 물이 닿으면 된다. 천골은 뼈이기 때문에 열전도가 잘 되어 이것만으로도 몸이 따뜻해진다. 중요한 것은 온도의 변화가 없어야 한다는 것이다. 일정한 온도로 데워야 한다. 또한 목욕이나 반신욕도 좋은 방법이다. 핫팩(손난로)은 온도가 올라가는 경우가 있어 저온 화상의 위험도 있기 때문에 충분한 주의가 필요하다. 팥찜질팩(팥주머니)을 전자레인지에 30초~1분 정도 돌려서 사용하는 것도 좋은 방법이다. 팥찜질팩(팥주머니)에는 허리찜질팩 이외에도 눈찜질팩, 목어깨찜질팩 등의 제품이 있고 100회에서 200회 정도 반복해서 사용이 가능하다.

전술11. 마사지를 받아라!

총 12개의 연구가 포함된 최근의 메타분석 논문에서 아로마 마사지는 수면의 지속 시간, 효율성 등을 향상시키는 데 유익한 효과가 있고 수면의 깊이와 품질을 향상시키는 데도 도움이 되는 것으로 밝혀졌다. 연구자들은 아로마 마사지가 수면에 긍정적인 영향을 미치는 이유에 대해 여러 가지 가능한 메커니즘을 제안하고 있다. 즉, 아로마 마사지에 사용되는 향기 성분들이 체내 호르몬 분비를 조절하고 부교감신경 활성화를 촉진시킬 수 있으며, 이는 수면의 질과 균형을 개선하는 데에 기여할 수 있다. 또한, 마사지 자체가 심리적인 안정과 편안함을 제공하여 수면에 긍정적인 영향을 미칠 수도 있다는 것이다.

발 마사지도 수면의 질과 지속 시간을 향상시키는 데 유익한 효과가 있으며, 불면증이나 수면 장애를 겪는 개인들에게 특히 도움이 됐다는 메타분석 연구 결과도 있다.

마사지는 근육 긴장 완화와 혈액 순환 촉진을 통해 신체를 편안하게 만들고, 부교감신경 활성화에 도움을 줄 수 있다. 또한, 마사지는 호르몬 분비에도 영향을 줄 수 있다. 마사지는 촉진되는 혈액순환을 통해 세포와 조직에 산소와 영양을 공급하는데, 이는 호르몬 분비를 조절하는 데에 중요한 역할을 한다. 특히 마사지는 스트레스 호르몬인 코르티솔의 분비를 감소시키고, 행복감을 주는 엔도르핀과 애착 형성에 관여하는 옥시토신의 분비를 촉진시킬 수 있다. 이러한 호르몬의 변화는 심신을 진정시키고 기분을 좋게 만들어 수면에 긍정적인 영향을 줄 수 있다. 마사지는 또한 전문적인 손길과 터치를 통해 피로와 긴장을 해소시켜주어 마음을 편안하게 만들어준다. 마사지 중 대화와 상호작용은 신뢰와 안정감을 형성할 수 있어 심리적인 안정을 가져다준다. 이러한 부교감신경 활성화, 호르몬 분비, 그리고 심리적인 효과를 통해 마사지는 수면의 질과 깊이를 향상시키는 데 도움을 줄 수 있다.

셀프 마사지도 수면에 좋은 효과가 있다. 목, 어깨, 뒷목, 팔, 손, 배, 다리, 발 등을 스스로 마사지할 수도 있다. 이들 부위는 피로와 긴장을 덜어주고 몸을 편안하게 만들어 수면에 도움을 줄 수 있다.

전술12. 신문혈을 눌러라!

신문혈은 손바닥과 손목의 경계주름 위에 있는데, 약지손가락과 새끼손가락 사이에서 아래쪽에 내려온 지점에 위치한다. 신문혈은 뇌의 기능을 조절하여 불안과 불면증을 완화하는 것으로 알려져 있다.

이탈리아 산 제라르도(San Gerardo) 병원에서 불면증 환자를 대상으로 한 신문혈의 효과에 대한 이중맹검 위약 대조 실험에서 신문혈을 누르는 기간이 길어질수록 소변에 포함된 멜라토닌의 대사

산물의 양이 정상 수준으로 증가하는 것이 확인되었다.

　최근 한국한의학연구원에서도 동물 실험을 통해 신문혈이 수면장애를 완화하는 효과를 확인했다. 고함량 카페인을 투여하여 수면장애와 심장박동 증가 등 과각성 상태를 유도한 동물을 대상으로 신문혈 전침 자극 실험을 실시했다. 이 실험을 통해 침 치료가 수면에 영향을 주는 뇌내 시스템의 소포체 스트레스를 완화하는 것을 확인했다. 또한, 침 치료군의 각성 시간이 대조군보다 50% 가량 줄어들었다.

　취침 전에 신문혈을 스스로 지압하는 습관을 만들면 좋다. 5분 정도 지압하면 마음이 편안해져서 잠드는 데 도움이 될 수 있다.

전술13. 점진적 근육 이완(PMR)을 사용하라!

　점진적 근육 이완(progressive muscle relaxation, PMR)은 에드문드 제이콥슨(Edmund Jacobson, 1888~1983)이 발견한 원리에 기초한 방법이다. 제이콥슨은 근육을 수축한 후, 수축된 근육을 느슨하게 하면 근육 섬유가 연장된다는 것을 발견하였다. 또한 제이콥슨은 근육의 긴장을 인지하고 이를 의도적으로 이완시키는 것이 신체뿐만 아니라 마음의 긴장도 해소하고 편안한 상태를 유지하는 데 도움이 된다고 주장했다. 이는 근육의 긴장과 이완이 정서적인 상태와 밀접한 연관이 있다는 개념이다.

PMR의 방법은 다음과 같다. 먼저, 편안하고 조용한 장소에서 편안한 자세로 앉거나 누워서 시작한다. 그런 다음, 한 근육 그룹을 선택하고 10-20초 동안 긴장시킨 후, 긴장을 풀면서 근육을 이완시킨다. 이 과정을 천천히 반복하면서 전신의 주요 근육 그룹을 순차적으로 이완시킨다. 좀 더 구체적으로 설명하면 다음과 같다.

1. 점진적 근육 이완법은 편안하고 조용한 장소에서 시작한다.
2. 시작할 때, 편안한 자세로 앉거나 눕는다. 이는 긴장을 풀고 편안한 상태로 진입하기 위한 준비 단계이다.
3. 그런 다음, 한 근육 그룹을 선택한다. 주로 시작할 때는 손이나 발목과 같은 작은 근육 그룹을 선택하는 것이 좋다. 얼굴부터 시작하는 것도 좋다.
4. 선택한 근육 그룹을 10-20초 동안 긴장시킨다. 이를 위해 해당 근육을 의도적으로 수축시킨다.
5. 이후, 긴장을 풀면서 근육을 이완시킨다. 근육을 최대한 편안하고 이완된 상태로 돌아오도록 노력한다.
6. 이 과정을 천천히 반복하면서 다른 주요 근육 그룹을 선택하여 순차적으로 이완시킨다.
7. 전신의 주요 근육 그룹을 차례로 이완시키는 것이 목표다.
8. PMR을 실시하는 동안, 호흡에도 주의를 기울이며 깊게 들이마시고 천천히 내쉬는 것이 좋다.
9. 몸과 마음의 긴장을 풀기 위해 집중하고, 긴장을 느끼는 시

간과 이완하는 시간을 균형 있게 조절한다.
10. PMR은 자기 관찰과 연결된 기법이기 때문에 자신의 신체 감각에 주의를 기울이면서 진행하는 것이 중요하다.
11. 이러한 방법을 계속해서 반복하면서 긴장을 완화시킴으로써, 신체와 마음의 긴장을 해소하고 편안한 상태에 진입할 수 있다.
12. PMR은 수면에 효과적일 뿐만 아니라, 스트레스 완화, 긴장 해소, 집중력 향상 등 다양한 상황에서 활용될 수 있는 자기 조절 기법이다.

PMR의 수면 개선 효과에는 부교감신경 활성화가 중요한 역할을 한다. 부교감신경은 심장 박동과 호흡을 조절하며, 신체의 긴장을 완화하는 역할을 한다. PMR은 근육의 이완을 통해 부교감신경을 활성화시키고 신체와 마음의 긴장을 해소하여 수면의 질을 향상시키는 데 도움을 줄 수 있다.

많은 연구가 PMR이 수면의 질을 향상시킬 수 있다는 결과를 제시하고 있다. 이러한 연구들은 PMR이 수면 문제를 가진 개인들에게 유용한 치료 방법이 될 수 있음을 보여주고 있다.

전술14. 비파리타 카라니 자세로 요가를 수행하라!

비파리타 카라니(Viparita Karani, Legs-Up-The-Wall Pose) 자세는 다

리를 벽에 대고 누워서 수행하는 자세로, 혈액순환이 개선되고 긴장을 풀어주는 효과가 있다. 이 자세는 부교감신경의 활성화를 도모하여 심신을 진정시키고 긴장을 푸는 효과도 가지고 있다. 벽 가까이에 앉은 후, 다리를 벽 위로 높이 들어올린다. 상체는 바닥에 편안하게 눕는 것이 좋다. 이 자세는 깊이 숨을 들이마시고 천천히 숨을 내쉬면서 몸과 마음을 편안하게 만들어 수면을 촉진할 수 있다.

한 연구에서 비파리타 카라니 자세의 수면에 대한 효과가 검증되었다. 이 연구는 만성 불면증을 겪는 환자들을 대상으로 비파리타 카라니 자세의 수면 품질과 심박동 변이도에 미치는 영향을 조사했다. 연구는 무작위 배정된 대조군과 비파리타 카라니 자세를 수행하는 실험군으로 나눠진 임상 시험을 진행했다. 결과적으로, 비파리타 카라니 자세를 6주 동안 매일 30분 수행한 환자들은 대조군에 비해 수면 품질이 향상되었으며, 심박동 변이도가 증가한 것으로 나타났다. 불면증 증상인 수면 시작 지연과 간헐적인 수면 중 깨어남도 비파리타 카라니 자세를 수행한 환자들에서 감소한 것으로 관찰되었다. 이 연구는 비파리타 카라니 자세가 만성 불면증 환자들의 수면 품질을 향상시키는 데 도움이 될 수 있음을 보여준다.

또한 아기 자세(Balasana, Child's Pose)도 수면에 도움이 된다. 아기 자세는 몸을 편안하게 휴식시키고 긴장을 푸는 데 도움이 된다.

바닥에 무릎과 발을 굽혀 앉은 후, 상체를 앞으로 숙이고 어깨를 바닥에 내려놓는다. 팔은 몸 옆으로 편안하게 두거나 머리 아래로 내려놓아도 된다. 이 자세에서 깊이 숨을 들이마시고 천천히 숨을 내쉬며 편안함을 느낄 수 있다.

아기 자세(Balasana)의 수면에 대한 효과를 조사한 연구에 의하면, 4주 동안 매일 15분 아기 자세를 수행한 실험군은 대조군에 비해 수면 품질이 향상되었다. 수면 시작 시간이 단축되고 깊은 수면이 증가했다. 또한, 아기 자세를 수행한 참가자들은 수면 중간에 깨어있는 시간이 감소하고 일관된 수면 패턴을 보였다. 이 연구는 아기 자세가 수면 품질을 개선하는 데 유용할 수 있음을 제시하며, 아기 자세의 부교감신경 활성화와 긴장 완화 효과가 수면에 긍정적인 영향을 미칠 수 있다는 가설을 뒷받침한다.

전술15. 잠자기 전에 스트레칭을 실천하라!

스트레칭은 다양한 효과를 가지며 수면의 질을 향상시킬 수 있다.

a. 신체의 긴장 완화: 스트레칭은 근육과 조직을 이완시켜 신체의 긴장을 완화시킨다. 긴장된 근육과 조직은 수면 중에도 불편을 초래할 수 있으며, 스트레칭을 통해 이를 완화시킴으로써 수면의 편안함을 증진시킬 수 있다.

b. 혈액순환 개선: 스트레칭은 혈액순환을 촉진시킴으로써 신체의 산소와 영양분 공급을 개선한다. 좋은 혈액순환은 수면 중에도 올바른 대사 활동을 유지할 수 있도록 도와준다.

c. 스트레스 해소: 스트레칭은 신체의 긴장을 풀어주며 마음을 진정시키는 효과가 있다. 이는 스트레스와 긴장으로 인한 수면 문제를 완화하며, 수면 중에도 마음의 평안을 유지할 수 있도록 도와준다.

스트레칭은 신체를 이완시키고 긴장을 풀어주어 심신의 편안함을 촉진시키며, 부교감신경을 활성화하여 수면에 도움을 줄 수 있다.

전술16. 자율훈련법을 활용하라!

자율훈련법(Autogenic Training)은 의도적으로 자율신경계를 조절하여 몸과 마음의 이완을 도모하는 기법이다. 이 기법은 독일 심리학자인 요한네스 하인리히 슐츠(Johannes Heinrich Schultz)에 의해 개발되었다. 자율신경계는 자동적으로 몸의 기능을 조절하며, 심박수, 혈압, 호흡 등을 조절하는 중요한 역할을 한다. 자율훈련법은 이 자율신경계를 의도적으로 조절함으로써 몸과 마음의 이완을 도모한다.

자율훈련법의 구체적인 절차는 다음과 같다.

1. 편안한 자세로 앉거나 누워 시작한다.
2. 몸을 편하게 하고 숨을 천천히 들이마시며, 긴장을 느끼는 부분을 인식한다.
3. 이완의 공식을 마음속으로 반복하며, 각 부분을 이완시킨다. 대표적인 공식으로는 "나의 팔은 무거워지고 완전히 이완된다" 등이 있다.
4. 몸의 감각을 인지하면서 각 부분을 차례로 이완시킨다. 주로 팔, 다리, 복부, 가슴, 머리 등을 순차적으로 수행한다.
5. 이완된 상태를 유지하며, 몸과 마음의 편안함을 경험한다.
6. 원하는 시간 동안 이러한 절차를 반복한다.

다음은 이완의 공식들이다.

배경 공식: "마음이 안정되어 있다"
제1공식: 휴식연습 "양손과 양발이 무겁다"
제2공식: 온감연습 "양손과 양발이 따뜻하다"
제3공식: 심장 조정 연습 "심장이 부드럽게 뛰고 있다"
제4공식: 호흡 조절 연습 "편안하게 호흡하고 있다"
제5공식: 복부 온감 연습 "배가 따뜻하다"
제6공식: 이마부 냉감 연습 "이마가 편안하고 시원하다"

영국 런던 통합의학 병원(Royal London Hospital for Integrated Medicine)에서 진행된 연구는 자율훈련법이 만성 질환으로 인한 수면 문제 개선에 효과적임을 보여주었다. 2007년부터 2008년까지 진행된 이 연구에서는 153명의 참가자 중 73%가 수면 관련 문제를 가지고 있었는데, 8주간의 자율훈련법 과정을 마친 후 참가자들은 수면 문제에서 유의미한 개선을 보였다. 특히 잠들기까지 걸리는 시간이 줄어들었고, 야간에 깨어난 후 다시 잠들기가 더 쉬워졌다. 또한 기상 시 더 상쾌함을 느끼고 활력이 증가했다. 또한 불안과 우울 증상도 크게 개선되었다. 주목할 만한 점은 이 훈련 과정에서 수면에 특별히 초점을 맞추지 않았음에도 이러한 효과가 나타났다는 것이다. 이는 자율훈련법이 다양한 건강 문제로 인한 수면장애 개선에 효과적인 비약물적 접근법이 될 수 있음을 시사한다.

자율훈련법은 일상적으로 실천할 수 있으며, 정기적인 연습을 통해 훈련 효과를 극대화할 수 있다. 이를 통해 수면의 질 개선과 함께 스트레스 관리, 불안 완화, 심리적 안정 등도 달성할 수 있다.

전술17. 유도된 심상을 활용하라!

유도된 심상(Guided Imagery)은 상상력을 활용하여 명상이나 이완 상태를 유도하는 기법이다. 이는 심리적으로 안정을 취하고 몸과 마음을 이완시키는 데 도움이 된다. 유도된 심상은 말로 된 지

시사항이나 이야기를 통해 개인을 안내하며, 특정한 상상이나 이미지를 그리도록 이끈다. 일반적인 유도된 심상의 절차는 다음과 같다.

1. 편안한 자세로 앉거나 누워서 시작한다.
2. 안정된 호흡을 유지하며 몸과 마음을 이완시킨다.
3. 안내자나 오디오 가이드의 목소리를 따라간다. 이는 일반적으로 편안한 환경, 자연의 풍경, 해변, 숲 등을 묘사하고 이러한 장면을 상상하도록 안내한다.
4. 안내자가 자세한 상황 설명과 명령을 제시하며, 개인은 그에 따라 상상력을 발휘한다. 이는 시각, 청각, 후각, 촉각, 미각 등 다양한 감각 요소를 포함하여 보다 생생하고 실감나는 경험을 제공한다.
5. 안내자가 이완과 편안함을 강조하며, 개인은 그 상황에서의 평온과 안정을 느끼도록 돕는다.
6. 일정 시간 동안 이러한 상상과 이미지를 유지하고, 점차 안내자의 음성이 사라지면서 자율적인 상상력으로 진행을 이어간다.
7. 마무리 단계에서는 천천히 돌아오며, 몸과 마음을 다시 현실로 회복시킨다.

당신은 숲 속을 거닐며 아름다운 호수를 발견했다. 다음은 유도된 심상을 위한 문장의 예이다.

1. 시각:
- "푸른 잎으로 둘러싸인 호수가 앞에 펼쳐져 있습니다. 호수는 맑고 투명하며 햇빛이 반짝이며 물결치는 아름다운 풍경입니다."
- "호수 주변에는 높은 소나무와 참나무가 우거져 있으며, 햇빛이 잎사귀 사이로 스며들어 매력적인 그림자를 만들어냅니다."

2. 청각:
- "잔잔한 물결소리가 귀에 은은하게 퍼집니다. 호수의 물결이 가벼운 찰랑찰랑 소리를 내며 노래하고 있는 것 같습니다."
- "숲에서는 새들의 노래소리가 퍼져 나오며, 새들의 다양한 울음소리가 자연의 조용한 풍경을 더욱 활기차게 만듭니다."

3. 후각:
- "신선한 소나무 향기와 풀의 향기가 코를 감싸며 상쾌함을 느끼게 합니다."
- "숲 속의 호수 근처에는 꽃들의 향기가 퍼져 있으며, 꽃잎들의 달콤하고 상큼한 향기가 주변을 감싸고 있습니다."

4. 촉각:

- "나무의 껍질을 만지면 시원한 느낌과 부드러움이 손가락에 전해집니다."
- "발밑에는 부드러운 잔디밭이 펼쳐져 있고, 맨발로 걸으면 풀의 촉감과 시원함을 느낄 수 있습니다."

5. 미각:

- "호수에서 불어오는 부드러운 바람과 시원한 공기를 맛보며, 상쾌함과 깔끔함을 느낄 수 있습니다."
- "숲 속에서는 자연의 신선함이 가득하여, 입안에는 숲의 향기와 신선한 공기의 맛이 퍼집니다."

이러한 문장들을 활용하여 숲 속의 호수 풍경을 더 생생하게 상상하고, 다양한 감각을 경험하며 유도된 심상을 진행할 수 있다.

유도된 심상은 스트레스 감소, 긴장 완화, 창의력 향상, 명상, 집중력 강화 등 다양한 목적에 활용될 수 있다. 이 기법은 개인의 상상력과 선호도에 맞게 변형할 수 있으며, 안내자, 오디오 가이드, 온라인 자료 등을 통해 도움을 받을 수 있다.

전술18. 미국 군대식 수면법을 활용하라!

군인들은 특히 불면증에 취약한 경향이 있으며, 군대에서는 스트레스와 어려운 환경으로 인해 수면 문제가 흔하다. 수면 부족으로 인해 병역 기간에 치명적인 실수가 발생할 수 있기 때문에, 군대는 불면증 예방과 수면 부족 해결을 위한 기술을 군인들에게 제공한다.

로이드 버드 윈터(Lloyd Bud Winter)가 소개한 군대식 수면법은 미국 군대에서 사용되는 수면 기술이다. 군대식 수면법은 미국 해군 예비비행학교에서 개발되어, 가혹한 환경에서도 신속히 잠들 수 있도록 군인들을 돕는다. 이 학교는 비행사들이 어디서든 2분 이내에 잠에 빠질 수 있도록 도와주는 방법을 개발하였다. 이 방법으로 6주의 연습 후에 총기 소리가 있는 상황에서도 96%의 비행사들이 잠에 빠질 수 있었다고 한다.

군대식 수면법은 여러 기법들이 결합되어 사용된다. 예를 들어 점진적 근육 이완, 바디스캔, 유도된 심상, 호흡 집중, 자기 최면 등이 포함된다. 이 방법은 이완을 유도하여 신체와 마음의 긴장을 풀고 잠에 빠르게 들 수 있도록 돕는다.

그러나 이 방법은 심한 만성 불면증이 있는 경우에는 연습이 필요할 수 있다. 처음에는 익숙해지기까지 시간과 노력이 필요할 수 있다. 이 방법은 효과가 입증된 유용한 기술이다.

군대식 수면법은 언제 어디서나 누구나 쉽게 실천할 수 있는 간단하고 효율적인 방법이다. 처음에는 잠에 들기 어려울 수 있지만, 몇 주 동안 연습하고 이 방법을 사용해보면 더 빨리 잠들 수 있을 것이다.

1. 얼굴부터 시작

먼저 얼굴의 근육을 조이고 20여 군데의 근육을 천천히 이완시킨다. 눈을 감고 이마, 뺨, 턱의 근육을 풀어준다. 눈두덩이의 근육이 느슨해지는 것을 느끼고, 혀를 미끄러지듯 움직인다.

2. 어깨로 이동

다음으로 어깨로 이동한다. 정서적인 스트레스와 긴장으로 인해 목과 어깨 근육이 긴장될 수 있다. 어깨를 떨어뜨리고 목 뒤쪽을 이완시키며 심호흡을 하면서 긴장을 푸는 것이다. 어깨의 긴장이 풀리면 팔과 손이 무거워지는 것을 느낄 수 있다.

3. 심호흡

등 근육과 가슴 근육도 천천히 심호흡을 하며 이완시켜야 한다. 심호흡과 함께 점진적인 근육 이완을 진행하면 뇌에 긴장과 불안을 내려놓을 시간이라는 신호를 보낸다.

4. 다리 근육의 이완

다리 근육을 이완시키기 위해 대퇴사두근과 종아리를 5초에서 10초 동안 꽉 쥐었다가 천천히 풀어준다. 허리와 다리의 긴장이 풀리고 다리가 무거워지는 것을 느낄 수 있다. 발가락을 둥글게 말고, 다리 전체를 이완시킨다.

5. 마음을 비움

몸이 편안해지면 10초 동안 머릿속의 잡념을 지워본다. 편안한 장면을 떠올리면 명상 상태로 쉽게 진입할 수 있다. 어떤 생각이 떠오를 때는 그 생각을 마음이나 몸의 감각으로 바꿔가며 의식을 옮긴다.

6. "생각하지 마라!"를 반복

만약 귀찮은 생각이나 방해되는 생각이 계속해서 머릿속에 남아있는 경우, "생각하지 마라!"라는 말을 10초간 반복해본다.

2~6주 동안 이 방법을 연습하면 2분 이내에 잠드는 것이 가능해진다. 이는 뇌를 이완시키고 졸음을 유도하는 방법이다.

전술19. GABA를 섭취하라!

GABA(Gamma-Aminobutyric Acid, 감마 아미노부티르산)는 포유류의 중추 신경계에서 가장 널리 분포하는 억제성 신경전달물질이다. GABA는 신경 세포의 과도한 흥분을 억제하여 안정된 상태를 유지한다. GABA는 마음의 평화와 심신의 안정에 필수적이며, 숙면에도 매우 큰 기여를 한다. GABA를 섭취하면 수면 중에 이완 상태와 관련된 알파파가 증가하며, 각성과 관련된 베타파가 감소한다.

일본의 GABA 스트레스 연구센터(GABA Stress Research Center)에서 진행된 실험에 따르면, 낮에 섭취한 GABA가 같은 날 밤의 수면에 긍정적인 영향을 미치는 것으로 나타났다. 8명의 남녀를 대상으로 2주 동안 진행된 이 연구에서, 첫 주에는 GABA를 섭취하고, 둘째 주에는 플라세보를 섭취하는 방식으로 실험이 이루어졌다. 그 결과, GABA를 섭취했을 때 다음과 같은 효과가 확인되었다.

- 평소보다 5~7분 빨리 잠들었다.
- 수면의 질이 올랐다고 느꼈다.
- 더 깊고 편안한 수면을 취했다.
- 잠을 자고 난 후 잠자리에서 쉽게 일어날 수 있었고, 상쾌하게 깰 수 있었다.

이러한 결과는 GABA 섭취가 수면의 질을 유의미하게 개선할 수 있음을 시사한다. 다만, 이 연구는 표본 크기가 작아 결과를 일반화하는 데 한계가 있을 수 있으며, 추가 연구가 필요하다.

GABA는 체내에서 생성되지만, 과도한 스트레스 시에는 소모가 많아져 부족해지기 쉽다. 따라서 식사를 통한 섭취도 필요하다.

GABA를 효과적으로 보충하려면, 유산균이 들어있는 발효식품을 먹는 것이 좋다. 아일랜드 코크 대학(University College Cork) 생물학 연구소의 연구에 의하면 요그르트와 케피어, 김치, 사워크라우트와 같은 프로바이오틱스 식품들이 우리 몸에서 GABA를 생산하는 박테리아를 증가시킨다고 한다. 또한 현미, 배아미, 조, 피, 보리 등의 잡곡 섭취를 통해 GABA의 수치를 증가시킬 수 있다. 특히 발아현미에는 많은 GABA가 함유되어 있으며, 일반 현미나 백미에 비해 함유량이 상당히 높다.

이외에도 GABA 함량이 높은 식품으로는 녹차, 토마토, 감자, 고구마, 브로콜리 등이 있다. 특히 녹차는 L-테아닌이라는 성분도 함께 포함하고 있어 GABA와 시너지 효과를 낼 수 있다. 또한, 단백질이 풍부한 식품을 섭취하는 것도 도움이 될 수 있는데, 이는 GABA의 전구체인 글루타민 생성에 필요한 아미노산을 제공하기 때문이다.

GABA 보충제를 섭취하는 것도 하나의 방법이지만, 이는 반드시 의사와 상담 후 결정해야 한다. 과도한 섭취는 오히려 부작용을 일으킬 수 있기 때문이다.

GABA의 체내 생성에는 비타민 B6(피리독신)가 필요하다. 비타민 B6는 단백질 분해와 신경전달물질 합성에 중요하며, 특히 GABA 생성 과정에서 핵심적인 조효소 역할을 한다. 비타민 B6는 글루타민산 탈탄산효소(GAD)의 활성화에 필수적이며, 이는 글루탐산을

GABA로 전환하는 반응을 촉진하여 GABA 생성에 중요한 역할을 한다.

비타민 B_6가 풍부한 식품으로는 참치와 연어 같은 생선, 닭고기, 돼지고기, 감자, 바나나, 견과류, 아보카도, 시금치, 옥수수, 마늘 등이 있다.

운동도 GABA 생성에 기여한다. GABA 생성에 기여하는 운동으로는 유산소 운동, 저항 운동, 태극권, 필라테스, 고강도 인터벌 트레이닝, 균형 잡기 운동 등이 있다. 이러한 운동들은 직접적으로 GABA 생성을 촉진하거나 스트레스 감소와 신경계 건강 개선을 통해 간접적으로 GABA 시스템에 긍정적인 영향을 미칠 수 있으며, 정기적이고 지속적인 운동이 가장 효과적이다.

GABA는 말초 자율 신경계에서 흥분성 물질인 노르아드레날린의 작용을 억제하며, 이는 신경의 흥분 상태를 줄이는 데 기여한다. GABA의 주요 기능은 휴식 효과와 혈압을 낮추는 것이다. GABA를 섭취하면 휴식을 취할 때 알파파가 쉽게 나타난다. 또한, 부교감신경이 활성화된다. 이로 인해 이완 효과가 나타나고, 잠들기 쉬운 상태가 된다.

사람은 강한 스트레스를 느끼고 긴장 상태가 되면 잠들기 어려워진다. GABA는 그러한 긴장 상태를 억제하는 효과가 있다. 이로 인해 잠들기 쉬운 환경이 조성된다.

　이상과 같은 전술들은 모두 서캐디언 리듬을 확립하기 위한 것이다. 독자 여러분은 이 중에서 자신에게 맞는 전술을 필요한 만큼 선택하여 실천하면 된다. 효과를 살펴보면서 전술들을 조정하는 것이 실제적인 방법이다.

Chapter 4

작전 4:
마성의 물질
(알코올, 당, 카페인, 니코틴)을
통제하라!

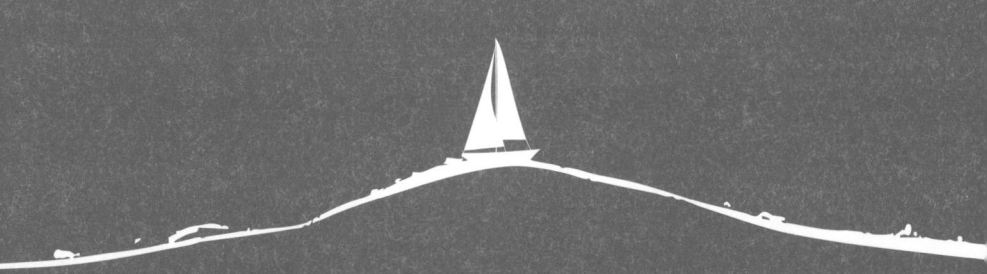

1.
알코올: 과음

【 팁 요약 】

작전4-1: 밤에는 다량의 술을 마시지 마라!

전술1. 수면 장애가 있는 사람, 수면제를 복용하고 있는 사람은 술을 피한다.
전술2. 깊은 잠을 못 자는 사람, 수면이 부족한 사람, 피로가 쌓여 있는 사람은 늦은 시간까지(취침 2~4시간 전) 술을 마시지 않는다.
전술3. 술을 마시고 싶어졌을 때는 탄산수 등을 마신다.
전술4. 자기가 숙면할 수 있는 알코올 양을 파악하고 한계량을 넘지 않도록 한다.
전술5. 늦게까지 술을 마셔야 하는 경우에는 다음 날 중요한 일이 없고, 전날에 술을 마시지 않은 날을 선택한다.
전술6. 음주를 가능한 한 이른 시간에 시작한다.
전술7. 잠들기 위해 술을 마신다면 잠자기 직전에 강한 술을 아주 소량만 마시는 것이 좋다(예: 위스키 30~60ml).
전술8. 와인이나 청주(알코올 도수 11~13도)라면 잠자기 100분 전에 180ml 정도만 마신다. 소주(알코올 도수 16도)라면 140ml 정도만, 맥주나 막걸리(알코올 도수 5도)라면 500ml 정도까지만 마신다. 그 이상의 양을 마시는 경우는 취침 3~4시간 전에 음주를 끝낸다.
전술9. 알코올을 마시기 전, 마시는 중, 마신 후에 물, 스포츠 음료(이온 음료), 토마토 주스를 마신다.
전술10. 알코올을 마시기 전, 마시는 중, 마신 후에 당분이 든 식품(과일 등)을 먹는다(꿀물, 오렌지 주스, 식혜 등도 좋다).
전술11. 알코올을 마신 후에는 운동이나 입욕을 피한다.
전술12. 잠자기 전에 알코올을 마실 때는 취침 전에 화장실에 갈 시간을 충분히 확보한다.
전술13. 술을 마실 때 안주를 천천히 잘 씹어 먹는다.

작전4-1: 밤에는 다량의 술을 마시지 마라!

다량의 알코올 섭취는 수면에 부정적인 영향을 미친다. 수면의 질이 나빠지고 수면의 양도 감소한다. 알코올 섭취는 수면과 관련된 대뇌 신경전달물질 체계에 영향을 끼쳐 전체적인 수면 구조(비렘수면과 렘수면의 정상적 주기)를 악화시킨다.

> **전술1.** 수면 장애가 있는 사람, 수면제를 복용하고 있는 사람은 술을 피한다.

알코올은 불면증이나 수면관련 호흡장애 등을 더 악화시킨다. 특히 알코올은 수면 중 호흡을 억제하여 수면무호흡증을 악화시키며, 수면의 질을 저하시켜 불면증 증상을 더욱 심화시킬 수 있다. 또한 알코올은 수면제와 상호작용하여 예상치 못한 부작용을 일으킬 수 있으므로, 수면제를 복용 중인 사람은 반드시 알코올 섭취를 피해야 한다.

> **전술2.** 깊은 잠을 못 자는 사람, 수면이 부족한 사람, 피로가 쌓여 있는 사람은 늦은 시간까지(취침 2~4시간 전) 술을 마시지 않는다.

알코올은 초기에는 수면을 유도하는 효과가 있지만, 체내에서 빠르게 대사되면서 수면의 질을 저하시키고 수면 주기를 교란한다. 특히 깊은 잠(서파 수면)을 방해하여 피로 회복을 어렵게 만들고, 수면 후반부에 각성을 유발하여 수면의 연속성을 깨뜨린다. 이미 수면에 문제가 있거나 피로가 누적된 사람이 취침 직전에 술을 마시면, 이러한 부정적 영향을 더 크게 받아 기존의 수면 문제를 악화시키고 피로 회복을 방해하는 악순환을 초래할 수 있다. 따라서 취침 2~4시간 전부터는 알코올 섭취를 피함으로써, 신체가 충분히 휴식을 취하고 회복할 수 있는 질 높은 수면을 얻을 수 있다.

전술3. 술을 마시고 싶어졌을 때는 탄산수 등을 마신다.

술을 마시고 싶은 충동은 때때로 심리적 요인이나 입맛에 대한 욕구에서 비롯된다. 이때, 탄산수는 입안의 갈증을 해소하고 마시는 행위 자체의 욕구를 충족시킬 수 있어 술을 대신하기에 효과적이다. 또한, 탄산수는 알코올로 인한 칼로리 섭취를 줄이고 수분을 공급하여 신체의 균형을 유지하는 데 도움을 준다.

전술4. 자기가 숙면할 수 있는 알코올 양을 파악하고 한계량을 넘지 않도록 한다.

개인마다 알코올 대사 능력과 수면에 미치는 영향이 다르기 때문에, 자신의 숙면을 취할 수 있는 알코올 섭취량을 파악하는 것이 중요하다. 과도한 알코올 섭취는 수면의 질을 저하시키고 수면 주기를 방해하여 숙면을 방해할 수 있다. 이를 정확히 파악하기 위해 수면 로그나 수면 앱을 활용하여 음주 다음 날 아침의 수면 만족감, 피로감, 코골이 등과 음주량의 관계를 체계적으로 기록하고 분석할 수 있다. 이러한 데이터를 바탕으로 자신의 한계량을 정확히 알고 이를 넘지 않도록 조절함으로써, 알코올로 인한 수면 방해를 최소화하고 더 나은 수면의 질을 유지할 수 있다.

전술5. 늦게까지 술을 마셔야 하는 경우에는 다음 날 중요한 일이 없고, 전날에 술을 마시지 않은 날을 선택한다.

늦은 시간까지 음주하면 수면의 질이 저하되고 수면 주기가 방해받아 다음 날 피로감 증가, 집중력 및 생산성 저하로 이어질 수 있다. 따라서 중요한 일정이 없는 날을 선택하여 음주로 인한 부정적 영향을 최소화하는 것이 좋다. 또한, 연속적인 음주는 간과 같은 신체 기관에 부담을 주고 수면 패턴을 더욱 악화시킬 수 있으므로, 전날 술을 마시지 않은 날을 선택하는 것이 바람직하다. 이러한 전술을 통해 신체가 충분히 회복할 시간을 가질 수 있고, 음주로 인한 부정적 영향을 최소화하면서도 사회적 활동을 즐길 수 있다.

전술6. 음주를 가능한 한 이른 시간에 시작한다.

음주를 일찍 시작하면 취침 전까지 알코올이 체내에서 대사될 수 있는 시간이 더 많이 확보된다. 이는 수면 중 알코올의 부정적 영향을 줄이고, 보다 양질의 수면을 취할 수 있게 해준다. 또한, 이른 시간에 음주를 시작하면 자연스럽게 음주를 마치는 시간도 앞당겨져, 수면 주기에 미치는 부정적 영향을 줄일 수 있다. 이로 인해 취침 전 수분 섭취나 가벼운 운동 등 숙면을 위한 준비 시간을 확보할 수 있다.

알코올에는 수면과 관련하여 다음과 같은 작용이 있기 때문에 가능한 한 밤에는 술을 마시지 않는 것이 좋다. 작용 ①은 긍정적인 효과로 보일 수 있으나 나머지 작용들은 수면을 방해하기 때문이다.

① 수면 유도가 빨라진다.
② 깊은 비렘수면(서파수면)이 억제된다.
③ 성장호르몬 분비가 억제된다.
④ 렘수면이 저해된다.
⑤ 근육 이완 효과가 있다.
⑥ 다량의 알코올 섭취는 호흡억제 작용이 있다.
⑦ 야간 수면 후반부 동안 빈번한 각성이 발생할 수 있다.

⑧ 알코올의 이뇨 효과에 따른 야간 빈뇨 발생으로 수면이 방해된다.
⑨ 수면 시간이 감소된다.
⑩ 멜라토닌 분비를 억제시킨다.

① 수면 유도가 빨라진다.

알코올은 수면 유도 효과가 있기 때문에 많은 사람들이 술을 수면 유도제로 사용하고 있다. 하지만 계속해서 알코올을 복용하는 경우 수일 내에 수면 유도 효과에 대한 내성이 생겨서 알코올 용량을 높여야만 수면 유도 효과가 나타나게 된다. 이처럼 알코올은 수면 유도 효과에 대한 의존성과 빠른 내성, 그리고 금단에 따른 수면방해 등을 유발하므로 수면제 대용으로 상습적으로 사용해서는 안 된다. 밤늦게 생긴 흥분 상태를 진정시키기 위해 가급적 낮은 빈도로만 사용해야 한다. 특별한 경우에만 한정적으로 사용한다는 자각이 꼭 필요하다. 이러한 전제를 파악하고 난 후에 비상용으로 다음과 같은 전술들이 수면 유도를 위해 도움이 될 수 있다.

전술7. 잠들기 위해 술을 마신다면 잠자기 직전에 강한 술을 아주 소량만 마시는 것이 좋다(예: 위스키 30~60ml).

소량의 알코올은 뇌의 흥분을 진정시키는 작용이 있다. 저용량의 알코올이 억제성 신경전달물질인 GABA(감마아미노부틸산)의 작용을 항진시켜 신호생성 신경세포의 활동을 억제시킨다. GABA의 작용은 짧은 시간에 발현된다. 소량이면 수면의 질을 저하시키지 않는다.

또한 알코올에는 아데노신(adenosine)의 세포외 농도를 높이는 작용도 있다. 많은 활동을 하여 피로가 쌓이면 뇌에서 아데노신(adenosine)이 생성된다. 아데노신이 뇌에서 생성되면 신경세포의 아데노신 수용체(adenosine receptors)와 결합된다. 이렇게 아데노신이 수용체와 결합되면 신경세포의 활동을 둔화시키고 졸음을 일으킨다.

> **전술8.** 와인이나 청주(알코올 도수 11~13도)라면 잠자기 100분 전에 180ml 정도만 마신다. 소주(알코올 도수 16도)라면 140ml 정도만, 맥주나 막걸리(알코올 도수 5도)라면 500ml 정도까지만 마신다. 그 이상의 양을 마시는 경우는 취침 3~4시간 전에 음주를 끝낸다.

취침 전이 아닌 오후 늦게 또는 저녁 식사하면서 음주한 경우에도 알코올에 의한 수면의 부정적인 효과가 발생된다. 적절한 양의 알코올을 복용한 후 대개 6시간 정도 지나면 알코올은 거의 대사가 된다. 따라서 좋은 수면을 취하기 위해서는 최소 취침 전 4~6시간 이내에는 음주를 하지 않는 것이 적극 권장된다.

② 깊은 비렘수면(서파수면)이 억제된다.

알코올을 복용하면 수면 전반부에는 수면이 유도되고, 비렘수면이 증가한다. 하지만 후반부에는 각성이 많아지고 깊은 비렘수면(서파수면)이 감소된다. 수면 전반부에서도 깊은 비렘수면(서파수면)은 감소된다. 따라서 뇌와 신체의 피로회복이 크게 방해가 된다.
알코올을 복용하면 불면증 환자들은 복용 초기에는 서파수면이 증가하는 경향이 있다. 그러나 알코올의 초기 서파수면 증가 효과는 급속하게 내성이 생긴다.

③ 성장호르몬 분비가 억제된다.

수면 중 주로 분비되는 호르몬인 성장호르몬은 서파수면이 시작될 때 최고점에 이른다. 성장호르몬의 대부분은 밤에 잠을 잘 때 분비되며, 특히 서파수면일 때 전체 분비량의 2/3가 분비된다. 알코올은 (서파수면과 상관없이 독립적으로) 성장호르몬 분비를 억제한다. 3일 연속 알코올을 복용하는 실험에서 3일 동안 성장호르몬 억제는 내성 없이 유지되었다.
성인에서도 성장호르몬이 분비되며 신체의 성장과 발달, 세포 재생을 자극한다. 성장호르몬 분비가 억제되면 피로회복이 어려워진다.

④ 렘수면이 저해된다.

알코올이 체내에서 분해될 때 발생하는 아세트알데히드는 렘수면을 저해하고 얕은 비렘수면 상태가 오래 지속된다. 취침 전 복용한 알코올 용량에 비례하여 수면 전반부 동안 렘수면 잠복기(잠이 든 후 렘수면이 처음 나타날 때까지의 시간)가 증가되고 렘수면이 억제되지만, 수면후반부에는 통상적인 것보다 얕은 렘수면 증가가 발생된다(렘수면 반동). 정상적인 렘수면이 방해받으면, 기억의 통합이 저해되어 학습한 내용을 장기기억으로 전환하는 과정에 문제가 생긴다. 한 실험에 의하면 이러한 기억의 처리 과정은 적어도 3일 이상 걸리기 때문에 새로운 내용을 학습한 이틀 후에 술을 마셔도 기억 정착에 안 좋은 영향을 끼친다. 그리고 얕은 렘수면 동안에 악몽과 생생한 꿈, 발한 및 전반적 활동의 증가도 일어난다.

⑤ 근육 이완 효과가 있다.
⑥ 다량의 알코올 섭취는 호흡억제 작용이 있다.

알코올을 마시면 상기도 근육이 이완돼 공기가 통과하는 길이 좁아진다. 그렇게 되면 근육과 공기가 마찰돼 코를 골게 된다. 기도가 완전히 막히면 수면 무호흡 증상이 나타난다. 코골이가 심하면 몸속 산소가 부족해진다. 뇌는 정상적인 호흡을 하기 위해 잠에서 깨우는 뇌파를 보내 깊은 잠을 못 자게 된다.

⑦ 야간 수면 후반부 동안 빈번한 각성이 발생할 수 있다.
⑧ 알코올의 이뇨 효과에 따른 야간 빈뇨 발생으로 수면이 방해된다.
⑨ 수면 시간이 감소된다.

체내로 들어간 알코올 성분은 알코올 탈수소효소(ADH)에 의해 아세트알데히드라는 물질로 변한다. 아세트알데히드에는 각성 작용이 있어 깊은 잠을 방해하고 중도각성이 일어날 수 있다. 중도각성 때문에 신체기능을 회복하는 데 매우 중요한 깊은 수면단계로 다시 들어가기가 어려워진다.

알코올은 항이뇨호르몬을 억제해 수면 중 소변을 더 많이 생성한다. 알코올의 이뇨작용으로 인해 탈수상태가 되면 각성 작용이 더 강하게 작용한다.

남자들을 대상으로 한 영국의 연구에서 수면 시간과 알코올 소비량 간에는 부적 상관이 있었다. 다량의 알코올을 복용하는 사람일수록 수면 시간이 적은 경우가 많았다는 것이다. 젊은 사람들을 대상으로 한 미국 연구에서는 6시간 미만으로 잔다고 보고한 사람들이 그렇지 않은 사람들보다 좀 더 이른 나이에 음주하기 시작하였고 월 음주 횟수도 더 많았다. 이러한 연구들은 음주량과 수면 시간 감소 간의 연관성이 있다는 가설을 지지한다.

이상과 같은 악영향을 조금이라도 완화하기 위해 다음과 같은 전술들이 도움이 된다.

전술9. 알코올을 마시기 전, 마시는 중, 마신 후에 물, 스포츠 음료(이온 음료), 토마토 주스를 마신다.

물은 알코올 분해를 촉진한다.

전술10. 알코올을 마시기 전, 마시는 중, 마신 후에 당분이 든 식품(과일 등)을 먹는다(꿀물, 오렌지 주스, 식혜 등도 좋다).

물과 당분은 아세트알데히드 대사 과정에 필요한 수분과 에너지를 공급하는 데 도움을 준다.

전술11. 알코올을 마신 후에는 운동이나 입욕을 피한다.

운동이나 입욕은 탈수 상태를 촉진한다.

전술12. 잠자기 전에 알코올을 마실 때는 취침 전에 화장실에 갈 시간을 충분히 확보한다.

알코올의 이뇨 효과에 따른 야간 빈뇨 발생을 줄일 수 있다.

전술13. 술을 마실 때 안주를 천천히 잘 씹어 먹는다.

안주를 천천히 잘 씹어 먹으면 세로토닌이 분비되는데, 세로토닌은 근육 이완과 안정감을 주어 코골이를 줄이는 데 도움을 줄 수 있다.

⑩ **멜라토닌 분비를 억제시킨다.**

일시적 음주와 만성적 음주 모두 멜라토닌 분비를 억제시킨다. 일부 알코올 의존 대상자들의 경우 멜라토닌이 밤이 아닌 낮에도 분비된다. 이러한 멜라토닌 분비의 변화도 간접적으로 정상적인 수면을 방해한다.

알코올은 신생아의 수면에도 영향을 준다. 출생 전 임신 1기 중에 적어도 매일 한 잔 정도의 알코올에 노출되었던 신생아는 알코올에 노출되지 않았던 신생아에 비해 수면방해나 수면 중 각성이 더 빈번하다. 음주하는 어머니로부터 모유를 먹는 신생아는 수면 유도는 빠르지만 전체적으로 수면 량은 감소한다.

2.
고 혈당: 과식

【 팁 요약 】

작전4-2: 혈당을 통제하라!

전술1. 저녁 식사나 야식은 취침 시간의 최소 2시간 전, 가능하면 3~4시간 전에는 끝낸다.

전술2. 저녁 식사가 늦어질 것이 예상될 때는 5~7시쯤에 주먹밥 등으로 탄수화물을 미리 섭취하고, 귀가 후에 단백질이나 야채를 섭취한다.

작전4-2: 혈당을 통제하라!

한국 사람들이 즐겨 먹는 야식 중에 떡볶이와 붕어빵이 있다. 떡볶이는 매콤하고 달콤한 맛으로 인기가 있으며, 붕어빵은 부드러운 풍미와 따뜻함 때문에 사람들이 좋아한다. 떡볶이와 붕어빵은 한국의 대표적인 길거리 음식들로, 거의 모든 지역에서 쉽게 구할 수 있어서 많은 사람들이 야식으로도 즐기고 있다.

또한 라면이나 컵라면을 야식으로 먹는 사람들도 매우 많다. 라면이나 컵라면은 간단하고 쉽게 끓여 먹을 수 있으며, 매운 맛을 선호하는 사람들에게 인기가 있다. 또한 비교적 저렴하고 쉽게 구할 수 있어서 대중적인 야식 중 하나다. 특히 바쁜 대학생이나 직장인들이 밤늦게까지 일을 하거나 공부를 하는 경우, 라면이나 컵라면이 배고픔을 달래는 빠른 해결책이 될 수 있다.

하지만 늦은 저녁 식사나 야식은 수면에 부정적인 영향을 미칠 수 있다. 소화 과정이 자연스럽게 이루어지지 않기 때문에 수면 중에 소화불량, 위산 역류가 발생할 수 있다. 또한, 일반적으로 저녁 늦게 먹는 야식은 심부체온을 높일 수 있다. 이는 우리 몸이 먹은 음식을 소화하고 영양분을 흡수하는 동안 일어나는 현상이다. 하지만 심부체온이 높은 상태에서는 잠들기 어려울 수 있으며, 수면의 질을 떨어뜨릴 수 있다. 이는 수면 시에 우리 몸이 자연스럽게 낮추는 체온과 상충하기 때문이다. 그리고 과다한 음식 섭취로 인해 혈당 수치가 높아져 수면의 질을 떨어뜨리는 데 영향을 미칠 수 있다.

음식 섭취 후 혈당 농도가 증가하면 인슐린이 이를 조절한다. 그러나 밤늦은 시간의 식사는 인슐린의 효과를 저하시켜 혈당 수치를 지속적으로 높인다. 이는 다음과 같이 요약할 수 있다.

1. 인슐린은 식사 후 분비되어 혈당을 근육으로 이동시킨다.
2. 밤늦은 식사 시 인슐린의 효과가 낮아진다(생체리듬과 관련).
3. 인슐린 효과 저하로 혈당의 근육 흡수가 감소하여 혈당 수치가 높아지며, 이는 대사 질환의 위험을 증가시킬 수 있다.

과다한 음식 섭취로 인슐린 분비량이 증가하면 혈액 속 포도당이 세포로 이동한다. 그러나 세포의 포도당 저장량이 가득 차면 더 이상의 흡수가 일어나지 않아 혈당 수치가 높아진다.

최근 미국 존스 홉킨스 대학에서 수행된 한 연구는 건강한 성인 33명을 대상으로, 수면 중 혈당 수치와 성장 호르몬 분비량 사이의 관계를 조사한 결과를 보고했다. 이 연구에서는 수면 중 혈당 수치가 높은 참가자들이 수면 중 성장 호르몬 분비량이 감소하는 경향이 나타났다. 또한, 수면 중 혈당 수치와 성장 호르몬 분비량 간에 부적 상관관계가 있음을 발견하였다. 이러한 결과는 과다한 음식 섭취나 당뇨병 등으로 인해 수면 중 혈당 수치가 높아지면, 이로 인해 성장 호르몬 분비량이 감소될 수 있다는 것을 시사하며, 건강한 식습관과 수면 패턴을 유지하여 혈당 수치와 성장 호르몬 분비량을 관리하는 것이 중요하다는 것을 강조하고 있다.

청소년을 대상으로 수면의 질과 수면 중 성장 호르몬 분비량 사이의 관계를 조사한 연구에서는 수면의 질이 좋은 참가자들이 수면 중 성장 호르몬 분비량이 더 높은 것으로 나타났다. 또한, 수면의 질과 성장 호르몬 분비량 간에는 정적 상관관계가 있음을 발견하였다.

일본 국립요양원에서 제2형 당뇨병 환자를 대상으로 수행한 수면의 질과 혈당 수치, 성장 호르몬 분비량의 관계를 조사한 연구에서는 수면 중 혈당 수치가 높을수록 혈액 내 성장 호르몬 농도가 감소하고 수면의 질이 저하되는 것으로 나타났다. 또한, 성장 호르몬 농도와 수면의 질 사이에는 정적 상관관계가 있음을 발견하였다. 즉, 성장 호르몬 농도가 높은 사람일수록 수면의 질이 좋았던 것이다. 이러한 결과는 당뇨병 환자에서도 수면 중 혈당 수치가 성장 호르몬 분비량 및 수면의 질과 밀접한 관련이 있음을 보여준다. 또한, 혈당 수치를 조절하고 성장 호르몬 분비량을 증가시키는 것이 제2형 당뇨병 환자의 경우에도 수면의 질을 향상시키는 데 도움이 될 수 있다는 것을 시사하고 있다.

혈당 농도와 성장 호르몬 분비 간의 인과관계의 방향성에 관한 연구도 있다. 예를 들어, 시카고 대학교 의료 센터와 브리검 여성 병원 등에서 수행되고 2016년에 발표된 한 연구는 인슐린 내성이 있는 비만 성인을 대상으로, 인슐린 내성이 높은 경우 인슐린 분비가 증가하여 혈당 농도가 증가하고, 이에 따라 성장 호르몬 분비가 억제되는 것이라는 인과관계를 확인했다.

한편, 혈당 농도가 낮아지면 성장 호르몬의 분비가 촉진될 수 있다. 혈당 농도가 낮아지면 인슐린 분비가 감소하고, 이는 성장 호르몬 분비를 촉진하는 신호로 작용할 수 있다. 따라서 긴 시간 동안 식사를 하지 않거나 단식을 할 경우 혈당 농도가 낮아지고, 이에 따라 성장 호르몬 분비가 촉진될 수 있다. 이러한 이유로, 단식이나 저칼로리 다이어트가 성장 호르몬 분비를 촉진시키는 데 도움을 줄 수 있다는 연구 결과도 있다.

요약하면 늦은 저녁 식사나 과식은 혈당 수치가 높아지는데, 이는 수면 중에도 지속되어 수면의 질을 떨어뜨릴 수 있다. 이러한 과정에서 성장 호르몬 분비량이 감소하면서 체내 대사가 저하되고, 이는 수면의 질과 수면 중에 혈당 수치를 조절하는 능력에도 영향을 미칠 수 있다. 또한, 과식은 소화에 에너지가 많이 필요하기 때문에 수면 중에도 소화 과정이 계속되어 수면의 깊이와 질을 저하시킬 수 있다. 따라서 늦은 저녁 식사나 과식을 피하는 것이 좋은 수면의 질을 유지하는 데 중요하다.

전술1. 저녁 식사나 야식은 취침 시간의 최소 2시간 전, 가능하면 3~4시간 전에는 끝낸다.

전술2. 저녁 식사가 늦어질 것이 예상될 때는 5~7시쯤에 주먹밥 등으로 탄수화물을 미리 섭취하고, 귀가 후에 단백질이나 야채를 섭취한다.

3.
카페인: 커피

【 팁 요약 】

작전4-3: 카페인을 통제하라!

전술1. 자정에 잠들고 싶다면, 커피는 오후 3시쯤에 마시는 것을 마지막 한 잔으로 하라!

전술2. 녹차나 홍차의 경우도 잠자기 2시간 전까지만 마셔라!

전술3. 오후에 에너지 드링크를 대량(350ml 이상)으로 마시는 것은 피하라!

작전4-3: 카페인을 통제하라!

카페인은 중추신경계를 자극하여, 깨어있는 상태를 유지하는 효과가 있다. 그래서 사람들은 다양한 카페인 음료를 즐겨 마시고 있다. 하지만 카페인은 수면에도 영향을 미친다.

카페인 함량은 제조 방법, 브랜드, 용량, 매장 등에 따라 다를 수 있지만, 주요한 카페인 음료들의 일반적인 음료 크기(한 컵당)의 카페인 함유량을 비교하면 다음과 같다.

- 커피(한 컵, 200ml): 80mg ~ 140mg
- 녹차(한 컵, 180ml): 20mg ~ 35mg
- 홍차(한 컵, 180ml): 15mg ~ 30mg
- 우롱차(한 컵, 180ml): 15mg ~ 30mg
- 콜라(한 컵, 200ml): 20mg ~ 30mg
- 에너지 드링크(한 컵, 180ml): 20mg ~ 120mg
- 디카페인 커피(한 컵, 200ml): 1.5mg ~ 4mg

카페인은 수면의 질을 저하시키고, 수면 패턴을 변경하여 잠을 자는 것을 어렵게 만들 수 있다. 카페인이 수면에 미치는 영향은 개인에 따라 다를 수 있다. 일부 사람들은 카페인을 마셔도 수면에 별 영향을 받지 않는 반면, 민감한 사람들은 조금만 섭취해도 카페인이 수면에 부정적인 영향을 미칠 수 있다.

일반인을 대상으로 순천향대학교 의과대학에서 수행된 연구에서 카페인이 수면의 질을 저하시키는 것으로 나타났다. 이 연구의 대상자는 65세 이상의 노인 31명으로, 모두 잠을 잘 수 있는 상태인 일반적인 건강 상태를 가진 분들이었다. 연구는 두 단계로 나뉘어 각 단계마다 카페인 섭취량이 다르게 조절되었다. 첫 번째 단계에서는 매일 400mg 이하의 카페인을 섭취하도록 지시하였으며, 두 번째 단계에서는 매일 400mg 이상의 카페인을 섭취하도록 지시하였다. 두 단계는 4주씩 진행되었으며, 두 단계 사이에 2주간 휴식 기간이 있었다.

연구 결과, 카페인 섭취량이 많아질수록 노인들의 수면 효율과 품질이 저하되었다. 또한, 카페인 섭취량이 많아질수록 수면의 깊은 단계가 감소하고 경련의 발생률이 증가하는 것으로 나타났다. 따라서 이 연구는 노인들의 수면의 질을 유지하기 위해서는 카페인 섭취를 최소화하는 것이 중요하다는 결과를 보여주었다.

노인들을 대상으로 하여 카페인 섭취와 수면의 질 사이의 관계를 조사한 캘리포니아 대학교(샌프란시스코 캠퍼스)의 연구에서도 카페인을 섭취한 경우 수면의 질이 저하되는 것으로 나타났다. 이 연구는 미국 내에서 총 785명의 60세 이상의 사람들을 대상으로 수행되었다. 이 연구에서는 일주일 동안 노인들의 카페인 섭취량과 수면 패턴을 조사하였다. 그 결과, 카페인 섭취량이 적을수록 노인들의 수면의 질이 좋았다. 특히, 카페인을 수면 6시간 전에 섭취한 경우 수면의 질이 더욱 악화되었다.

최근의 연구들에 의하면, 대체로 카페인의 반감기는 3-6시간 정도인 것으로 나타났다. 반감기란 섭취한 약물이 몸에서 절반 이상 제거되는 데 필요한 시간을 의미한다. 2017년에 발표된 한 연구에서는 다양한 연령층과 성별의 건강한 성인 30명을 대상으로 카페인 섭취 후의 혈중 카페인 농도와 시간 경과를 조사하였다. 이 연구 결과에 따르면, 카페인의 반감기는 4.24 ± 0.91 시간으로 나타났다. 이와 같은 결과는 다른 연구에서도 유사하게 나타나고 있다. 또 다른 연구에서는 미국 식품의약국(FDA)에서 승인한 카페인 제품에 대한 정보를 바탕으로, 성인의 카페인 대사 속도와 카페인의 반감기를 추정한 결과, 평균 카페인 반감기는 4.9시간으로 나타났다. 이러한 학술 연구 결과를 통해 일반적으로 커피에 포함된 카페인의 반감기는 3-6시간 사이로 알려져 있다.

따라서 수면 6시간 전쯤에 카페인을 섭취하면 카페인이 아직 몸에서 완전히 제거되지 않은 상태에서 수면에 들게 되어 수면의 질을 저하시키는 부정적인 영향을 미칠 가능성이 높아진다. 그래서 수면에 지장을 주지 않으려면, 일반적으로 수면 8시간 전에는 카페인 섭취를 중단하는 것이 좋다. 예를 들어, 만약 자정에 잠들고 싶다면, 오후 4시 이전에는 카페인 섭취를 중단하는 것이 적절할 수 있다.

하지만, 개인의 체질이나 마시는 커피의 양, 마시는 시간대, 마시는 방법 등에 따라 카페인 반응이 달라질 수 있다. 따라서 수면에 영향을 주지 않는 최선의 방법은 자신의 체감에 따라 적절한 시간을 찾아서 마시는 것이다.

카페인은 중추신경계를 자극하여 깨어있음을 유지하게 하지만, 이러한 효과는 뇌 내부에서 일어나는 화학적 반응에 의해 발생한다. 뇌에서는 수면과 깨어있음을 균형있게 유지하기 위해 아데노신이라는 물질을 분비한다. 이 아데노신은 뇌세포의 활동을 억제하면서 수면을 유도하는 역할을 한다. 그리고 충분히 수면을 취하고 나면 아데노신의 농도가 낮아지면서 깨어있는 상태로 돌아오게 된다.

그러나 카페인은 아데노신 수용체를 차지하여 아데노신이 뇌세포에 결합하는 것을 방해한다. 따라서 카페인은 뇌세포의 활동을 촉진하고, 아데노신에 의한 수면 유도 효과를 억제하게 된다. 이에 따라 카페인은 깨어있음을 유지하게 되며, 취침 시간이 지나도 아데노신의 농도가 충분치 않아 깨어있는 상태가 유지된다.

하지만 카페인의 효과는 일시적이다. 카페인이 체내에서 대사되어 나감에 따라 아데노신의 농도가 다시 높아지면서, 이전보다 더 강한 수면 유도 효과가 나타난다. 따라서 카페인을 오랫동안 지속해서 섭취하면 수면 부족, 불면증 등의 수면 장애를 유발할 수 있다.

따라서 카페인이 수면에 미치는 영향은 아데노신과의 상호작용으로 이루어진다고 할 수 있다. 카페인은 아데노신의 수면 유도 효과를 억제하고, 깨어있음을 유지시키지만, 일시적인 효과가 있을 뿐 장기적으로는 수면 부족 등의 수면 문제를 유발할 수 있다.

또한, 카페인은 체내시계 조절에 중요한 시계 유전자에 영향을 주어 생체시계의 조절을 방해한다. 이러한 생체시계 지연 효과는 일시적이지만, 카페인의 섭취량과 섭취 시간에 따라 차이가 날 수 있다.

이러한 현상은 각종 연구와 학술 논문에서도 다양하게 보고되고 있다. 예를 들면, 한 연구에서는 인간 실험을 통해 카페인이 생체시계에 미치는 영향을 조사하였다. 이 연구는 카페인을 일부 참가자에게 투여하고 수면 시간 및 깨어 있는 시간을 측정하여, 카페인이 생체시계에 미치는 영향을 분석하였다. 결과적으로, 카페인을 섭취한 참가자는 수면 시간이 지연되고 깨어 있는 시간이 늘어나는 것으로 나타났다.

요약하면, 카페인은 아데노신 수용체를 차단하여 수면의 자연스러운 진행을 방해하게 된다. 이로 인해 수면의 질이 떨어지고, 잠들기까지 걸리는 시간이 길어지며, 깊은 수면의 비율이 줄어들어 수면 중간에 깨어나기 쉬워진다. 또한, 카페인은 생체시계의 조절을 방해하여 생체시계 지연 효과를 일으킨다. 이는 카페인의 소비량과 시간에 따라 영향이 다를 수 있다. 이러한 부정적 영향은 수면 장애를 유발하고, 장기적으로는 만성적인 수면 부족으로 이어질 수 있다.

건강한 남녀를 대상으로 한 24개의 선행 시험연구를 선정하여 메타분석을 통해 카페인이 수면에 미치는 영향을 확인한 연구에 의하면, 카페인 섭취는 총 수면 시간을 45분, 수면 효율을 7% 감소시킨다. 수면 시작 지연 시간은 9분, 수면 시작 후 각성 시간은 12분 증가시켰다. 카페인 섭취에 따라 깊은 수면(N3 및 N4)의 지속 시간(-11.4분)과 비율(-1.4%)이 감소했고, 얕은 수면(N1)의 지속 시간(+6.1분)과 비율(+1.7%)이 카페인 섭취에 따라 증가했다. 연구자들의 결론에 의하면, 총 수면 시간의 감소를 방지하려면 커피(250㎖당 카페인 107㎎)는 취침 최소 8.8시간 전에 섭취를 끝내야 하며, 운동 전후에 두 개의 에너지 드링크(700㎖당 카페인 217.5㎎)를 마신다면 취침 최소 13.2시간 전에 섭취를 끝내야 한다는 것이다.

녹차의 경우도 잠자기 직전에 마시면 그 카페인으로 인해 수면에 영향을 받을 가능성이 있다. 녹차는 커피에 비해 카페인 함량이 적지만, 여전히 카페인이 포함되어 있다. 녹차 한 잔에 들어있는 카페인의 양은 보통 20~35mg 정도다. 이는 커피 한 잔에 들어있는 카페인 양인 80~140mg보다 적긴 하지만, 수면에 영향을 미칠 만큼 충분한 양이다.

일반적으로, 카페인의 효과는 섭취 후 약 30분에서 1시간 후에 나타나며, 최대 효과는 약 1시간 30분 후에 나타난다. 따라서 가능한 한 수면에 영향을 미치지 않도록 녹차를 마시는 시간을 조절하는 것이 좋다.

전술1. 자정에 잠들고 싶다면, 커피는 오후 3시쯤에 마시는 것을 마지막 한 잔으로 하라!

전술2. 녹차나 홍차의 경우도 잠자기 2시간 전까지만 마셔라!

전술3. 오후에 에너지 드링크를 대량(350ml 이상)으로 마시는 것은 피하라!

4.
니코틴: 흡연

【 팁 요약 】

작전4-4: 니코틴을 통제하라!

전술1. 금연하라!
전술2. 취침 직전에는 흡연을 피하라!

작전4-4: 니코틴을 통제하라!

담배에 함유된 니코틴은 뇌의 혈액-뇌 장벽을 통과하여 중추신경계에 직접적인 영향을 미치게 된다. 니코틴은 중추신경계에서 사용되는 신경전달물질인 아세틸콜린, 도파민 및 엔도르핀의 분비를 증가시켜, 기분을 좋게 하고 스트레스를 줄이는 효과가 있다. 니코틴은 이러한 각성 작용을 통해 흡연자들에게 일시적인 기분 개선과 집중력 향상을 제공한다.

하지만, 니코틴의 각성 작용은 수면에는 부정적인 영향을 끼친다. 니코틴은 우리 몸의 다양한 조직과 기관에 존재하는 콜린 수용체를 직접 자극함으로써 교감신경을 자극한다. 콜린 수용체는 아세틸콜린과 같은 신경전달물질이 결합하여 작용하는 수용체다. 니코틴이 콜린 수용체를 자극하면, 교감신경 시냅스에서 노르에피네프린과 아드레날린의 분비가 촉진된다. 이로 인해 체내의 혈압, 심박수, 호흡 등이 증가하게 되며, 혈당 수치도 높아지는 등의 생리적인 반응을 유발하여 각성 상태가 유지된다. 따라서 흡연으로 인한 각성 작용은 수면에 들기까지의 입면 시간을 늦추는 효과가 있어 불면증을 유발할 수 있으며, 수면의 양과 질을 저하시킨다.

그래서 흡연자는 비흡연자보다 수면의 질이 낮으며, 불면증과 수면무호흡증 등의 수면 장애가 발생할 확률이 더 높다. 특히, 흡연자는 수면에 들기까지 시간이 더 오래 걸리며, 니코틴 결핍으로 인한 금단증상으로 인해 수면 중간에 깨어나는 중도각성 증상도 더 자주 발생한다.

미국 국립보건원(National Institutes of Health)과 미국 국립암연구소(National Cancer Institute)가 2008년에 발표한 연구는 18세 이상의 건강한 성인 40명(흡연자 20명과 비흡연자 20명)을 대상으로 조사한 결과를 바탕으로 수면 상태를 비교하였다. 이 연구에서는 흡연자들이 비흡연자들에 비해 수면의 질과 수면 양이 더 낮은 것으로 나타났다. 특히, 흡연자들이 수면 중 중도각성과 불면증 증상을 경험하는 빈도가 더 높았다. 이러한 결과는 담배가 수면에 미치는 부정적인 영향을 보여준다. 이 연구는 흡연이 수면에 미치는 부정적인 영향을 보여줌으로써 담배를 피우는 것이 건강에 미치는 영향뿐만 아니라 수면의 질에도 영향을 미친다는 것을 알리는 데 기여하였다. 이와 유사한 결과를 보인 다른 연구들도 있다.

예를 들어, 2017년 미국에서 발표된 한 연구에서는 흡연자와 비흡연자 40명씩을 대상으로 수면 구조를 비교하였다. 결과는 흡연자가 수면의 질이 낮았으며, 수면 시간이 짧고 수면에 들기까지의 입면 시간이 길었다. 또한, 흡연자는 중도 각성이 더 빈번하게 나타났다.

일부 연구에서는 니코틴 대체 요법(nicotine replacement therapy, NRT)

을 사용하여 흡연을 중단한 사람들의 수면 장애가 개선되는 것으로 나타났다. 이는 니코틴의 중추신경계 자극 효과를 대체하는 것이 수면의 질을 향상시키는 데 도움이 된다는 것을 시사한다.

니코틴 대체 요법(NRT)은 흡연을 중단하려는 사람들을 대상으로 사용되는 치료법 중 하나다. 이 방법은 니코틴을 흡입하거나 삼키는 방법으로 체내에 공급하여 흡연을 대체한다. 니코틴 대체 요법은 흡연자들의 니코틴 중독 증상을 줄이고 금연 성공률을 높이는 데 효과적으로 사용된다.

또한, 니코틴 중독으로 인해 흡연자들은 수면무호흡증, 수면 관성(sleep inertia) 등의 수면 장애를 발생시킬 수 있다.

흡연자와 비흡연자의 수면무호흡증 발생비율을 비교한 2019년에 발표된 한 연구에 의하면, 흡연자들의 수면무호흡증 발생률은 비흡연자들의 1.44배에 해당하였다. 이 연구에서는 2,635명의 흡연자와 11,216명의 비흡연자를 대상으로 하였으며, 흡연이 수면무호흡증 발생 위험을 증가시킬 수 있다는 것을 시사한다.

수면 관성(sleep inertia)은 깨어난 직후에 경험하는 졸음과 혼란 상태를 나타낸다. 대부분의 경우 기상 후 몇 분 내에 정신이 맑아지고 몸이 깨어나지만, 수면 관성에 빠지면 일어난 직후에도 몇 분에서 몇 시간까지 졸음과 혼란, 둔감, 느림 등의 증상을 경험할 수 있다. 이는 일상적인 활동 수행에도 영향을 미치며, 운전 등 위험한 상황에서는 심각한 결과를 초래할 수 있다. 수면 관성은 일반적으로 깊은 수면 단계에서 깨어났을 때 발생하며, 특히 긴 잠을 잔 후나, 낮잠을 자고 일어났을 때 자주 나타난다.

현재까지 흡연자들과 비흡연자들 간의 수면 관성 발생 비율을 집중적으로 비교한 연구는 없다. 그러나 일부 연구는 흡연과 수면의 질 사이의 연관성을 보여주고 있으며, 수면 관성은 수면의 질과 밀접한 연관이 있다. 따라서 흡연자들의 수면 관성 발생 비율이 더 높다는 연구 증거는 없지만, 흡연이 수면의 질을 저하시킴으로 인해 수면 관성 증상의 발생 가능성을 높일 수 있다.

이상의 내용을 통해 흡연이 수면의 질을 저하시키고 수면 장애를 유발할 수 있음을 확인할 수 있다. 이러한 이유로, 흡연을 중단하면 수면의 질이 개선될 가능성이 높다.

전술1. 금연하라!

금연에 가장 효과적인 과학적으로 입증된 행동 전략을 요약하면 다음과 같다.

1. 담배를 피우는 것이 건강에 미치는 영향을 상기시킨다.

2. 금연에 성공한 사람들의 이야기를 듣거나 글을 읽어 영감을 받는다.
3. 금연 계획을 세우고, 목표를 설정한다.
4. 금연 캠페인이나 지원 그룹에 참여한다.
5. 금연을 시도할 때 친구나 가족의 지원을 받는다.
6. 담배를 대신할 수 있는 대안을 찾아본다(예: 껌, 사탕 등).
7. 스트레스를 줄이는 방법을 찾아 시도한다(예: 요가, 명상, 운동 등).
8. 건강한 습관을 유지한다(예: 운동, 충분한 수면, 규칙적인 식사 등).
9. 자신에게 도전적인 목표를 설정하고 달성하는 것으로 자신감을 높인다.
10. 담배를 바라보거나 피우는 장면을 자주 보지 않도록 환경을 조성한다.
11. 담배를 피우는 상황에서 벗어나는 것이 어려운 경우 담배를 피우는 것보다 덜 해롭거나 건강에 유리한 선택을 한다.

전술2. 취침 직전에는 흡연을 피하라!

취침 직전에 담배를 한 대 피우고 싶어졌을 때는 다음과 같은 대체 행동들이 도움이 된다.

1. 담배를 피우는 대신 깊게 숨을 들이쉬고 천천히 내쉰다.
2. 담배를 피우는 대신 물을 한잔 마신다.

3. 담배를 피우는 대신 손에 물건을 쥐고 있거나 무언가를 만지작거린다.
4. 담배를 피우는 대신 스트레칭을 한다.
5. 담배를 피우는 대신 짧은 명상을 시도한다.
6. 담배를 피우는 대신 가족과 대화한다.
7. 담배를 피우는 대신 글을 쓰거나 읽는다.

Chapter 5

작전 5:
수면 로그 분석으로
효과를 검증하고 피드백하라!

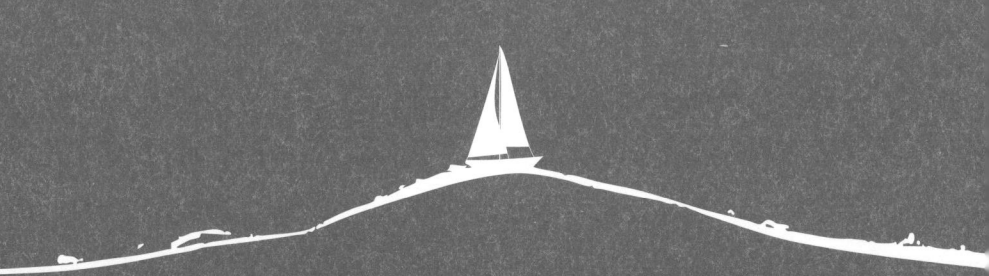

숙면 전략의 마지막 단계는 피드백 과정(모니터링과 평가 및 개선)이다. 계획된 전략을 실행한 결과를 사후 수면 로그에 기록하여 수면 패턴과 관련 요인들을 계속적으로 평가·분석하고, 필요한 경우 전략을 조정하여 개선해 나가야 한다.

	사후 수면 로그 예 1								
날짜	수면 관련 요인 (전 날)		수면 시작 시간	수면 종료 시간	수면 시간	중도 각성	수면 품질 평가	주간 기능 수준	낮잠
9/12(월)	맥주2000cc ~21:00	동영상 ~22:30	0:00	5:30	5:30	화장실1	◎	3	90분
9/13(화)	맥주500cc ~20:00	동영상 ~22:30	23:45	4:30	4:45	화장실1	◎	3	20분
9/14(수)	하이볼300cc ~21:00	동영상 ~22:50	0:00	5:00	5:00		◎	4	

날짜								
9/15(목)	맥주3000cc ~0:00		4:00	11:00	7:00	◎	3	
9/16(금)		동영상 ~22:00	23:00	3:00	4:00	◎	3	
9/17(토)	맥주1000cc ~20:00	동영상 ~22:00	23:30	6:30	7:00	◎	4	
9/18(일)	와인300cc ~20:00	동영상 ~22:30	23:30	5:15	5:45	◎	4	
평균					5:34		4.0	3.43
9/19(월)	맥주700cc ~21:00	동영상 ~0:30	1:00	6:45	5:45	◎	3	20분, 60분
9/20(화)	와인300cc ~20:00	동영상 ~22:15	23:00	6:30	7:30	◎	4	
9/21(수)	하이볼600cc ~21:00	동영상 ~0:00	0:00	6:40	6:40	◎	4	
9/22(목)	하이볼150cc ~21:00	동영상 ~1:00	1:00	6:40	5:40	◎	2	30분
9/23(금)	하이볼300cc ~21:00	동영상 ~0:00	0:00	6:45	6:45	◎	4	30분
9/24(토)	맥주500cc ~20:00	동영상 ~22:00	23:30	6:45	7:15	◎	4	
9/25(일)	맥주3000cc ~16:30	동영상 ~0:00	0:00	4:15	4:15	◎	3	3시간 30분
평균					6:15		4.0	3.43

위에 제시한 사후 수면 로그 예 1은 앞에서 분석한 사전 로그를 기록한지 약 한 달 후에 기록한 로그 중 일부다. 여기에는 생략되어 있지만 수면을 개선하기 위한 관련 요인으로 아침에 산책 30분(실행률 86%), 취침 1~2시간 전에 반신욕 15분(실행률 86%), 8시, 12시, 19시에 규칙적인 식사(오차 1시간 이내), 커피 섭취 시간제한(오후 3시까지), 알코올 섭취 시간 제한(오후 9시까지) 등의 전술을 실천하고 있었다. 이 수면 로그를 분석해보니 숙면 전략의 효과와 개선점에 대

해 몇 가지 통찰을 얻을 수 있다.

(1) 수면-각성 위상의 규칙성 비교: 숙면 전략 실행 전에 비해 수면 시작 시간과 종료 시간의 편차가 감소한 것을 알 수 있다. 수면 시작 시간의 79%가 23시에서 0시 사이에 위치하고 있으며 종료 시간의 50%가 6시30분에서 45분 사이에 위치하고 있다. 수면-각성 위상의 규칙성이 상당히 향상되었다. 하지만 아직 너무 일찍 깨는 날이 많다는 점은 개선의 여지가 있을 것 같다. 이른 아침에 깨는 조조 각성을 개선하여 수면 시간을 좀 더 늘릴 수 있는 보완 전술이 필요하다.

(2) 수면 시간, 수면 품질 및 주간 기능 수준 비교: 이 기간의 평균 수면 시간은 5시간 55분으로 사전 수면 로그를 기록한 기간의 평균 수면 시간 약 7시간에 비해 짧아졌지만 수면 품질과 주간 기능 수준이 크게 향상되었다. 그러나 주간 기능 수준에는 아직 개선할 여지가 있다. 화장실에 가고 싶어져서 중도 각성하는 빈도가 크게 감소한 것도 수면 품질 향상에 일조했을 것으로 보인다.

(3) 수면 시간과 낮잠의 관계 분석: 낮잠을 자게 된 날의 평균 수면 시간은 약 5시간 30분이고 낮잠을 안 잔 날의 평균 수면 시간 약 6시간 15분이다. 낮잠이 필요 없는 컨디션으로 하루를 보내기 위해서는 적어도 6시간 이상은 자야 한다는 것을 알 수 있다.

(4) 음주의 영향 분석: 음주량에 따라 기상 직후에 주관적으로 평가한 수면 품질에는 차이가 없지만, 주간 기능 수준에는 음주의 영향이 분명히 나타나 있다. 주간 기능 수준이 4점인 날의 전 날 평균 음주량은 맥주로 환산하여 약 550cc 정도인데 비해 주간 기능 수준이 3점 이하인 날의 전 날 평균 음주량은 약 1330cc 정도인 것으로 나타났다. 기상 직후에는 느낄 수 없지만 전 날 음주량이 많은 날에는 역시 회복이 충분치 않아 주간 기능 수준이 떨어지게 된다. 따라서 알코올 섭취의 시간제한뿐만 아니라 음주량의 제한으로 주간 기능 수준이 향상될 여지가 있다.

(5) 수면 시간과 주간 기능 수준의 관계 분석: 주간 기능 수준이 4점인 날의 평균 수면 시간은 약 6시간 30분, 주간 기능 수준이 3점 이하인 날의 평균 수면 시간은 약 5시간 15분으로 1시간 이상 차이가 난다. 평균 수면 시간을 30분 더 늘리면 주간 기능 수준이 더 향상될 수 있을 것이다.

(6) 동영상 시청의 영향 분석: 동영상 시청을 23시 이전에 종료한 경우와 23시 이후까지 시청하고 있던 경우를 비교하면 다음 날의 주간 기능 수준에 차이가 난다. 23시 이전에 종료한 경우 다음 날의 평균 주간 기능 수준은 3.55점이지만, 23시 이후까지 시청하고 있던 경우는 3.20점으로 낮아진다. 따라서 동영상 시청을 23시까지로 제한하면 수면 품질이 개선되어 주간 기능 수준이 더 좋

아질 것으로 예상된다.

　이상과 같이 사후 수면 로그 분석을 통해 숙면 전략의 효과와 개선 방안을 도출할 수 있다. 위의 예에서는 수면-각성 위상의 규칙성과 수면 품질이 상당히 향상됐고 주간 기능 수준이 많이 개선된 것을 확인할 수 있다. 또한 음주량을 줄이고 동영상 시청을 23시까지로 철저하게 제한하여 수면 시간을 30분 더 늘리면 주간의 졸음을 예방하고 주간 기능 수준을 향상시킬 수 있다는 전략 조정안을 얻을 수 있다.

2차 사후 수면 로그 분석

사후 수면 로그 예 2								
날짜	수면 관련 요인(전 날)		수면 시작 시간	수면 종료 시간	수면 시간	중도 각성	수면 품질 평가	주간 기능 수준	낮잠
9/26(월)	하이볼150cc ~20:00	동영상 ~21:00	22:00	6:45	8:45	화장실1	◎	3	
9/27(화)	맥주2000cc ~23:00	동영상 ~2:00	2:00	6:30	4:30		○	2	120분
9/28(수)	하이볼150cc ~20:00	동영상 ~0:00	0:00	6:20	6:20		◎	4	
9/29(목)	하이볼150cc ~20:00	동영상 ~21:00	23:00	6:45	7:45	화장실1	◎	4	
9/30(금)	맥주3000cc ~21:30		23:00	7:50	8:50	화장실1	◎	4	
10/1(토)	맥주500cc ~19:00	동영상 ~22:00	0:00	6:30	6:30	화장실1	◎	4	20분

날짜									
10/2(일)	맥주1300cc ~19:00	동영상 ~23:30	0:00	6:45	6:45	화장실2	◎	3	60분
평균					7:03			3.86	3.43
10/3(월)	하이볼300cc ~21:00	동영상 ~23:30	0:00	6:45	6:45		◎	4	30분
10/4(화)	맥주700cc ~20:00	동영상 ~22:00	0:00	8:20	8:20	화장실1	◎	4	
10/5(수)	막걸리500cc ~21:00	동영상 ~23:30	0:00	6:45	6:45	화장실1	◎	4	
10/6(목)	맥주1000cc ~21:00		0:00	6:45	6:45		◎	4	
10/7(금)			0:00	6:45	6:45		◎	4	
10/8(토)			0:00	6:45	6:45		◎	4	
10/9(일)	맥주1500cc ~17:00		0:00	4:30	4:30		◎	4	30분, 30분
평균					6:39			4.0	4.00

위에 제시한 사후 수면 로그 예 2는 앞에서 분석한 예 1에 이어지는 기간의 기록 중 일부다. 이 기간 동안에도 아침에 산책 30분(실행률 71%), 취침 1~2시간 전에 반신욕 15분(실행률 64%), 8시, 12시, 19시에 규칙적인 식사(오차 1시간 이내), 커피 섭취 시간제한(오후 3시까지), 알코올 섭취 시간제한(오후 9시까지) 등의 전술을 계속 실천하고 있었다. 이 수면 로그를 분석한 결과, 조정된 숙면 전략의 효과에 대해 확인할 수 있었다.

(1) 수면-각성 위상의 규칙성 비교: 숙면 전략 조정 전에 비해 수면 시작 시간과 종료 시간의 편차가 더욱 감소한 것을 알 수 있다. 수면 시작 시간의 86%(조정 전: 79%)가 23시에서 0시 사이에 위

치하고 있고 종료 시간의 71%(조정 전: 50%)가 6시30분에서 45분 사이에 위치하고 있다. 수면-각성 위상의 규칙성이 좀 더 향상되었다.

(2) 수면 시간, 수면 품질 및 주간 기능 수준 비교: 조조각성도 많이 개선되어 수면 시간이 좀 더 증가하였다. 이 기간의 평균 수면 시간은 6시간 51분(조정 전: 5시간 55분)으로 전략 조정 전에 비해 수면 시간이 1시간 가까이 늘어났다. 수면 품질도 이전과 비슷한 높은 수준을 유지하고 있고 주간 기능 수준은 더욱 향상되었다(조정 전: 3.43 → 조정 후: 3.72). 이는 수면-각성 위상의 규칙성과 수면 시간이 증가했기 때문으로 생각된다. 화장실에 가고 싶어져서 중도 각성하는 빈도는 증가했지만, 수면 품질에는 별로 영향이 없었던 것으로 생각된다.

(3) 수면 시간과 낮잠의 관계 분석: 낮잠을 자게 된 날의 빈도와 낮잠 시간이 약간 감소하였다. 단, 전날의 음주량이 많거나 수면 시간이 6시간 30분 이하인 날에는 낮잠을 자게 될 가능성이 높다는 것을 알 수 있다.

(4) 음주의 영향 분석: 음주 빈도나 음주량에는 전략 조정 전과 비하여 거의 변화가 없었다. 음주량이 백주 기준 1300cc 이상이었던 다음 날의 주간 기능 수준은 역시 3점 이하로 떨어지게 되는

데, 평상시보다 2시간 더 자거나 이른 시간에 음주를 마친 경우에는 악영향이 크지 않은 것으로 나타났다.

(5) 수면 시간과 주간 기능 수준의 관계 분석: 주간 기능 수준이 4점인 날의 평균 수면 시간은 약 6시간 54분(조정 전: 약 6시간 30분)이었다.

(6) 동영상 시청의 영향 분석: 동영상을 23시 이후까지 시청하고 있던 빈도는 전략 조정 전과 차이가 없었다. 23시 이후까지 시청하고 있던 다음 날의 주간 기능 수준은 음주량도 많았던 경우에는 저하되지만, 그렇지 않은 경우는 별로 악영향이 없었다. 많은 음주량과 늦은 시간의 블루라이트 노출의 상호작용 때문에 주간 기능 수준에 대한 악영향이 커지는 것으로 생각된다.

이상과 같이 2차 사후 수면 로그 분석을 통해 조정된 숙면 전략의 효과를 검증할 수 있다. 위의 예에서는 수면-각성 위상의 규칙성과 수면 시간 그리고 주간 기능 수준이 더욱 향상됐고, 수면 품질도 높은 수준을 유지하고 있는 것으로 확인됐다. 또한 음주량은 별로 줄이지 못 했고 여전히 동영상 시청을 23시까지로 철저하게 제한하지는 못 했지만, 수면 시간을 1시간 가까이 늘리면서 주간의 졸음이 약간 개선되었고 주간 기능 수준도 한층 더 향상시킬 수 있었다.

숙면 유지 전략

수면 개선에 성공한 후에는 숙면을 유지하는 전략이 필수적이다. 수면 개선에 성공했더라도 꾸준히 노력하지 않으면 여러 가지 숙면 방해 요인으로 인해 다시 원래의 수면 패턴으로 돌아가기 쉽다. 따라서 수면 개선 효과를 장기간 유지하고 건강한 삶을 영위하기 위해서는 숙면을 유지하는 전략을 통해 장애물을 지속적으로 극복할 필요가 있다. 이를 위해 주간 전술 체크리스트를 활용할 수 있다. **- 다음 쪽에 제시한 예는 저자가 개인적으로 선택한 전술들로 구성된 것이며, 각자 개인화된 체크리스트를 구성하면 된다. -**

정기적인 수면 로그 분석을 통해 수면 패턴의 변화를 모니터링하는 것이 효과적인 유지 전략이 될 수 있다. 또한, 숙면 유지 전략은 개인의 생활 패턴과 환경 변화에 맞춰 지속적으로 조정되어야 한다. 예를 들어, 계절 변화나 업무 스케줄의 변동에 따라 수면 시간을 조절하거나, 스트레스 관리 기법을 새롭게 도입하는 등의 방법을 고려할 수 있다. 주간 전술 체크리스트도 이러한 변화를 반영하여 적절히 업데이트하면 좋을 것이다.

취침 전에 수면과 관련된 하루의 행동을 체크리스트에 기록하면 자신의 수면 패턴과 습관을 객관적으로 파악할 수 있다. 이를 통해 어떤 행동이 숙면에 큰 도움이 되고 어떤 행동이 덜 영향을 미치는지 명확히 인지할 수 있으며, 필요한 경우 즉각적인 조정이 가능하다. 예를 들어, 카페인 섭취 시간, 운동 시간, 취침 전 스크린 사용 시간 등 실천 여부를 체크함으로써 이들이 수면의 질에 미치는 영향을 파악할 수 있다. 또한, 이러한 일일 체크는 수면 위생을 유지하는 데 도움이 되며, 장기적으로는 건강한 수면 습관을 형성하는 데 큰 역할을 한다. 더불어 이 데이터는 수면 전문가와 상담할 때 유용한 자료로 활용될 수 있으며, 더욱 개인화된 수면 개선 전략을 수립하는 데 도움이 될 수 있다.

주간 전술 체크리스트(Weekly Tactics Checklist)의 예	/(월)	/(화)	/(수)	/(목)	/(금)	/(토)	/(일)	승률
1. 서캐디언 리듬								
전술1. 맨 먼저 수면 시간부터 스케줄링 하라!								
전술2-1-1. 기상 후 1시간 이내에 햇볕을 쬐어라!								
전술2-2-1. 아침 식사를 하라!								
전술2-2-2. 아침에 한두 잔의 커피를 마셔라!								
전술3-1. 아침의 기상시간을 고정시켜라!								
전술3-2. 밤의 취침시간을 고정시켜라!								
2. 세로토닌 신경 활성화								
전술1. 트립토판을 섭취하라!								
전술2. 오전에 30분 이상 햇볕을 쬐라!								
전술3. 하루 30분 리듬 운동을 하라!								
3. 멜라토닌 분비								
전술3. 밤에는 집안의 조명을 낮춰라!								

전술4. 취침 1시간 전부터는 스마트폰을 사용하지 마라!								
전술6. 생선, 달걀, 버섯, 셀러리, 피스타치오, 아몬드, 호두 등을 섭취하라!								
4. 심부체온								
전술1. 취침 2시간 전에 40℃의 따뜻한 물로 15분 동안 목욕하라!								
전술4. 이른 저녁에(오후 8시 이전에) 운동하라!								
5. 낮의 교감신경계 활성화								
전술3. 적절한 운동을 통해 규칙적인 활동 패턴을 유지하라!								
6. 밤의 부교감신경계 활성화								
전술1. 저녁 식사는 꼭 먹어라!								
전술6. 스마트폰 사용 시간을 제한하라!								
전술14. 비파리타 카라니 자세로 요가를 수행하라!								
7. 음주								
전술2. 늦은 시간까지(취침 2~4시간 전) 술을 마시지 않는다.								
8. 혈당								
전술1. 저녁 식사는 취침 시간의 3~4시간 전에는 끝낸다.								
9. 카페인								
전술1. 커피는 오후 3시쯤에 마시는 것을 마지막 한 잔으로 하라!								
10. 흡연								

에필로그

꿀잠이스트의 인생철학: 수면과 인생

우리의 인생은 첫 번째 '마법사'인 수면과 밀접한 관계를 맺고 있다. 우리의 인생이 이 '마법사'에 의해 영향을 받을 뿐만 아니라 이 '마법사' 역시 우리의 인생에 의해 영향을 받는다. 즉, 우리의 인생에 생기는 기복에 따라, 수면 패턴과 수면의 질도 변하게 된다. 기쁨, 슬픔, 불안, 두려움 등 감정의 변화는 우리의 수면에 직접적인 영향을 미치며, 역으로 우리의 삶의 질을 결정짓는 중요한 요소가 된다. 수면은 우리 인생의 핵심에 자리 잡고 있으며, 수면의 질은 우리 삶의 질과 직결되어 있다. 따라서 인생을 근본적으로 이해하려면, 수면 문제에 대한 이해가 필요하다.

수면의 품질 저하의 이면에는 자신도 잘 의식하지 못하는 삶의 본질적인 문제가 숨어 있을 수 있다. 불안과 외로움, 의존성의 문제가 수면 문제를 야기할 수도 있다. 이런 관점에서 보면, 누구나 인생에 방황하는 시기가 있기 때문에 우리 모두가 사실은 수면의 고민을 겪을 수 있는 것이다. 그런데 이러한 문제는 악순환으로 이어질 수도 있다. 수면의 품질이 떨어지면 삶의 질도 함께 떨어지고, 이로 인해 불안과 외로움, 의존성 문제가 더욱 심화되며, 이는 다시 수면의 품질을 더욱 저하시킨다. 이런 악순환을 끊어내려면 수면 개선에 초점을 맞추는 것이 좋은 수단이 될 때가 있다.

수면 개선을 위한 접근법은 다양하다. 그 중에서도, 이 책에서는 다루지 않았지만, 정신적인 접근이 필요한 경우도 있다. 즉, 삶의 목적과 의미, 보람을 찾는 것이 수면의 질을 높이는데 큰 도움을 줄 수 있다. 이는 심지어 고령자들을 대상으로 한 연구에서도 지지된 사실이다. 인생의 목표를 명확하게 설정하고, 그것을 향해 노력하는 과정에서 우리는 스스로에 대한 신뢰와 만족감을 얻게 된다. 이는 우리의 삶에 긍정적인 영향을 미치며, 이는 다시 선순환의 과정으로 이어진다. 선순환의 과정 속에서 우리는 수면의 질을 향상시키고, 이는 다시 삶의 질을 높이는 결과를 가져온다.

물론 이러한 정신적인 접근이 근본적인 해결책이 되는 경우에도 정신적인 접근을 시도하기 전에 수면 개선 자체에 초점을 맞춰서 이 책에서 소개한 전략을 시도하는 것은 의미가 있을 것이다. 왜냐하면, 어느 정도 수면이 개선된 다음에 정신적인 접근을 하면 보다 쉽게 효과를 낼 수 있기 때문이다. 컨디션이 너무 안 좋으면 새로운 길도 잘 보이지 않을 것이다. 수면의 질과 컨디션이 어느 정도 회복한 다음에 인생의 새로운 길을 찾는 것이 훨씬 더 쉬울 것이다.

결국, 수면과 인생은 어떻게 보면 한 몸의 두 날개와 같다. 어느 한쪽만 잘 나가는 것이 아니라, 두 가지 모두가 조화롭게 움직여야 우리의 삶이 원활하게 흘러간다. 수면의 질을 높이는 것은 결국 인생의 질을 높이는 것이며, 이는 우리 인생의 근본적인 문제를 해결하는 길을 열어준다. 그러므로 우리 모두가 수면의 질을 높이는 데 힘써야 할 필요가 있다. 수면은 인생의 근본이며, 그것을 향상시키는 것은 우리 삶의 질을 향상시키는 길이다.

그렇다면 수면 개선을 성공시키는 조건은 무엇인가? 다음과 같은 조건들이 충족되어 있으면 성공률은 훨씬 높아질 것이다.

꿀잠이스트 마인드: 수면 개선을 위한 핵심 가이드

1) 수면 문제의 사회적 배경에 대한 이해: 우리는 다양한 요인으로 인해 수면 리듬이 쉽게 깨지는 환경에 살고 있다는 것을 자각해야 한다. 그런 환경으로 인해 초래되는 수면 부족은 개인의 건강을 손상시킬 뿐만 아니라, 사회 전체의 생산성과 효율성에도 상상 이상의 타격을 주고 있다. 유연한 근무시간이나 원격 근무제도의 도입, 과도한 업무 요구와 잔업의 만연, 야간 근무, 스트레스, 스마트폰과 같은 디지털 기기 사용 등에 대처하여 우리가 스스로의 힘으로 올바른 수면 리듬을 만들어 나가야 한다는 각오가 필요하다. 이를 통해 우리는 수면의 중요성을 인식하고, 더 좋은 수면 환경을 만드는 데 필요한 변화를 촉진할 수 있다.

2) 수면의 메커니즘에 대한 관심: 수면의 신비로운 메커니즘에 대한 관심은 수면의 품질을 극대화하는 데 중요한 역할을 한다. 이를 통해 우리는 자신의 수면 패턴과 그 패턴이 우리의 건강과 행복에 어떤 영향을 미치는지 더 깊게 이해할 수 있게 된다. 이런 호기심은 우리가 수면의 품질을 향상시키기 위한 적절한 전략을 세우는 데 도움이 된다.

3) 수면에 대한 올바른 지식과 종합적 이해: 수면에 대한 지식과 종합적인 이해는 수면의 품질과 양을 향상시키는 데 필수적이다. 우리가 수면 문제를 겪는 이유 중 하나는 수면에 대해 체계적으로 배운 적이 없기 때문이다. 수면에 대해 배우고 공부함으로써 우리는 수면을 더 효과적으로 활용하고, 품질을 향상시키는 방법을 찾아낼 수 있다. 이러한 지식은 우리가 자신의 수면 건강을 책임지는 데 중요한 도구가 될 수 있다.

건강을 이루는 요소 중 식습관 개선과 운동은 중요하지만, 이것만으로는 부족하다. 실제로 양질의 수면은 우리의 건강을 완성시키는 핵심적인 요소다. 수면은 운동이나 건강한 식습관만큼이나 중요하며 이를 통해 '최고의 나'를 만들 수 있다. 이렇게 수면의 위상을 인식하고 수면의 중요성을 인정하는 것이 우리 모두에게 필요한 자세다.

수면의 의미는 종종 시간의 낭비로 오해되곤 하지만, 이는 잘못된 인식이다. 실제로 수면은 인간의 진화 과정에서 생겨난 중요한 시스템으로, 우리의 삶의 질과 건강에 긍정적인 영향을 미친다. 수면은 우리 몸과 마음에 에너지를 공급하며, 뇌의 유지보수 과정이기도 하다. 이를 통해 우리의 기억력, 창의력 등 다양한 기능이 향상되고, 건강에도 도움이 된다. 또한, 수면은 우리의 행복감과 동기부여에 큰 영향을 미친다. 따라서 수면의 진정한 가치를 인지하고 존중하는 것이 중요하다.

4) 수면과 관련된 습관에 대한 이해: 수면은 우리의 일상 습관과 밀접한 관련이 있다. 수면은 단지 결과에 불과하다. 따라서 수면과 관련된 습관이 수면에 미치는 영향에 대한 이해는 수면의 품질을 향상시키는 데 필요한 핵심적인 요소다. 이를 통해 우리는 수면 문제를 해결하는 데 필요한 변화를 만들어낼 수 있다. 예를 들어, 잠자리에 들기 전에 스마트폰이나 컴퓨터를 사용하는 습관은 수면의 질을 떨어뜨릴 수 있다. 반대로, 잠자리에 들기 전에 편안한 음악을 듣거나 명상하는 습관은 수면의 품질을 높일 수 있다. 따라서 우리의 수면 패턴을 개선하기 위해서는 이러한 습관의 의미에 대한 정확한 이해가 필수적이다.

5) 일시적인 불면 상태에 대한 예측: 수면과 관련된 습관이 수면에 미치는 영향에 대해 이해한다면 일시적인 불면 상태에 대한 예측이 가능해진다. 또한, 이런 문제를 해결하는 데 필요한 대책도 세울 수 있게 된다.

6) 일시적인 불면 상태에 대한 수용: 수면은 건강한 삶을 살기 위한 많은 요소 중 하나일 뿐이다. 따라서 불필요한 걱정은 오히려

수면을 방해하므로, 불면에 대한 적절한 수용이 필요하다. 이는 우리가 일시적인 불면 상태에 건강하게 적응하고, 그로 인한 스트레스를 줄이는 데 도움이 된다. 걱정할수록 잠이 안 온다. "잠을 못 자는 날이 있어도 괜찮다."

7) 주체적인 수면 시간 선택: 일찍 자거나 늦게 자는 것은 각자의 생활 패턴과 상황에 따라 달라질 수 있다. 때로는 늦은 밤의 약속을 즐기거나, 오락을 즐기는 것도 중요하다. 이런 주체적인 선택은 우리가 수면 시간을 조절하고, 자신의 생활에 맞게 조정하는 데 중요한 역할을 한다. 수면 시간에 대한 유연한 태도가 수면 개선에 도움이 된다.

8) 수면에 대한 통제감 회복: 우리에게는 원래 숙면을 취할 수 있는 능력이 있다. 이 능력을 회복하고, 수면에 대한 통제감을 얻는 것이 중요하다. 이는 우리에게 자신감을 주고, 더 편안하고 효과적인 수면을 취하는 데 도움이 된다. 수면 전략을 실천하는 과정에서 점차 수면에 대한 통제감은 증진될 것이다.

9) 수면 개선은 장기전이라는 인식: 수면의 품질 향상은 하루아침에 이루어지지는 않는다. 이는 장기적인 노력과 인내가 필요한

과정이다. 이러한 자각을 통해 우리는 지속적인 개선을 추구하고, 수면 건강을 유지하는 데 필요한 지속적인 노력을 기울일 수 있다.

10) 기저질환에 대한 고려: 심한 수면장애가 있는 경우, 그것은 다른 기저질환의 결과일 수 있다. 이런 경우에는 전문가와 상담하는 것이 중요하다. 전문가의 도움을 받아, 그 원인을 찾고 적절한 치료를 받는 것은 수면 개선을 위해 반드시 고려해야 할 사항이다.

수면 개선의 성공률을 높이고, 진정한 꿀잠이스트로 거듭나기 위해서는 이 10가지 '꿀잠이스트' 마인드가 필요합니다.

집필 동기

필자는 '수면의 힘'과 그 속에 숨겨진 놀라운 재미를 사람들에게 알리고 싶어 이 책을 집필하게 되었습니다. 수면은 우리 일상생활에서 빼놓을 수 없는 중요한 요소이지만, 그 중요성을 제대로 알고 있는 사람은 많지 않다. 수면은 단순한 휴식을 넘어, 우리에게 새로운 에너지를 불어넣고 지친 몸과 마음을 회복시켜 다음 날을 준비하게 하는 매우 소중한 시간이다.

또한, 이 책을 통해 수면에 대한 인식을 바꾸고자 했다. 수면은 단순히 피로를 푸는 시간이 아니라, 우리의 건강, 행복, 그리고 삶의 만족도를 결정짓는 매우 중요한 요소다. 수면의 가치를 제대로 이해하고, 수면의 질을 향상시키기 위한 노력을 꾸준히 기울이는 것이 중요하다.

무엇보다 이 책을 통해 독자 여러분이 자신의 생체리듬을 잘 활용하는 방법을 터득하고, 스스로 수면의 주인이 되기를 바라는 마음이다. 자신의 생체리듬에 맞춰 생활하면 장기적으로 수면의 질을 향상시킬 수 있고, 이는 곧 건강하고 행복한 삶으로 이어진다. 이 책이 여러분을 최고의 수면으로 안내하고, 더 풍요롭고 행복한 삶을 만드는 데 든든한 동반자가 되기를 바란다.

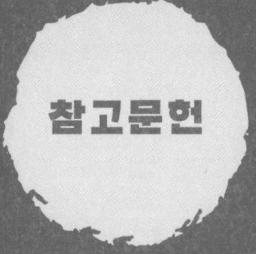

참고문헌

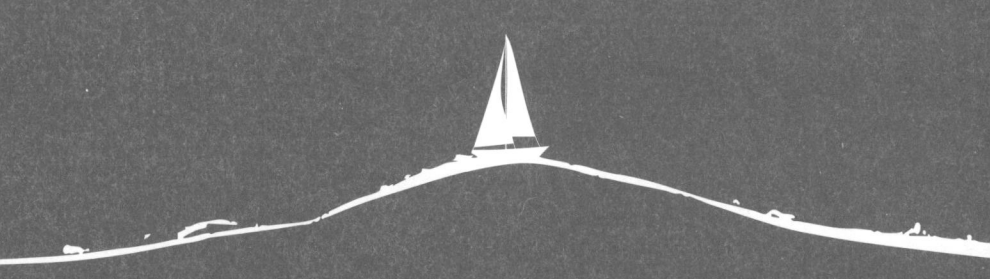

참고문헌

- 김영지, 황세영, 최홍일 (2021). 아동·청소년인권실태조사. 블루노트통계Statistics, 62, 1-12. https://repository.nypi.re.kr/bitstream/2022.oak/2454/2/%EB%B8%94%EB%A3%A8%EB%85%B8%ED%8A%B8%ED%86%B5%EA%B3%84_vol.63-%EC%B5%9C%EC%A2%85.pdf.
- 로열 필립스(Royal Phillips). (2021, 3, 19). https://www.philips.co.kr/a-w/about/news/archive/standard/about/news/press/2021/20210903-koreans-are-suffering-from-sleep-problems-after-corona-19.html.
- 메디게이트뉴스, 2021-09-21, 박민식 기자. https://m.medigatenews.com/news/1957870618.
- 세계일보, 2020-01-09, 이우중 기자. https://m.segye.com/view/ 20200109505846.
- 신지은, 김정기, 임낭연 (2017). 청년기의 수면과 행복: 기억의 긍정성 편향을 중심으로. 한국심리학회지: 문화 및 사회문제, 23, 271 293.
- 아시아경제, 2021-08-17, 김종화 기자. https://www.asiae.co.kr/article/2021081709534631840.
- 이준석, 김근태, 조용원 (2019). 남녀 고등학생들에서 수면과 학업성적 간의 관계. 대한신경과학회지, 37(3), 262-268.
- 임창희 (2014). 수면 부족이 직장무례함과 반생산적 행동에 미치는 영향: 자아통제력의 매개역할을 중심으로. 조직과 인사관리연구, 38(4), 27‒53.
- 한국일보, 2021-03-21, 권대익 기자. https://www.hankookilbo.com/News/Read/A2021032014560002269.
- 高橋大樹, 渡部博志, 積田淳史, 宍戸拓人 (2018). 睡眠と大学生活―学修成果・授業への取り組み方・大学への適応・バーンアウトの観点から―. Annual report of the Institute of Political Science & Economics, Musashino University, 17, 111-152.
- 山本勲 (2022). 企業単位で見る、日本人の平均睡眠時間は「6.3時間」と低水準 1万人調査でわかった「睡眠」と「企業の利益率」の相関性. 睡眠シンポ

ジウム2022. ログミーBiz. https://logmi.jp/business/articles/327046.
- Barnes, C. M. (2012). Working in our sleep: Sleep and self-regulation in organizations. Organizational Psychology Review, 2(3), 234–257.
- Barnes, C. M., & Watson, N. F. (2019). Why healthy sleep is good for business. Sleep Medicine Reviews, 47, 112–118.
- Barnes, C. M., Ghumman, S., & Scott, B. A. (2013). Sleep and organizational citizenship behavior: The mediating role of job satisfaction. Journal of Occupational Health Psychology, 18(1), 16–26.
- Ben Simon, E., Rossi, A., Harvey, A. G., & Walker, M. P. (2020). Overanxious and underslept. Nature, 636. Human Behaviour, 20204(1), 100-110.
- Ben Simon, E., & Walker, M. P. (2018). Sleep loss causes social withdrawal and loneliness. Nature Communications, 9(1), 3146.
- Carskadon, M. A. (1990). Patterns of sleep and sleepiness in adolescents. Pediatrician 17(1), 5–12.
- Cartwright, R., Young, M. A., Mercer, P., & Bears, M. (1998). Role of REM sleep and dream variables in the prediction of remission from depression. Psychiatry Research, 80(3), 249–255.
- Chiang, Y. C., Arendt, S., Zheng, T., & Hanisch, K. (2014). The effects of sleep on academic performance and job performance. College Student Journal, 48(1), 72–87.
- Choshen-Hillel, S., Ishqer, A., Mahameed, F., Reiter, J., Gozal, D., Gileles-Hillel, A., & Berger, I. (2021). Acute and chronic sleep deprivation in residents: cognition and stress biomarkers. Medical Education, 55, 174–184.
- Coogan, A. N, & McGowan, N. M. (2017). A systematic review of circadian function, chronotype and chronotherapy in attention deficit hyperactivity disorder. ADHD Attention Deficit and Hyperactivity Disorders, 9, 129-47.
- Curcio, G., Ferrara, M., & De Gennaro, L. (2006). Sleep loss, learning

- capacity and academic performance. Sleep medicine reviews, 10(5), 323-337.
- Ehrlinger J., Johnson K., Banner M., Dunning D., & Kruger J. (2008). Why the Unskilled Are Unaware: Further Explorations of (Absent) Self-Insight Among the Incompetent. Organizational Behavior and Human Decision Processes,105, 98-121.
- Engle-Friedman, M. (2014). The effects of sleep loss on capacity and effort. Sleep Science, 7(4), 213-224.
- Foundation for Traffic Safety. (2016). Acute Sleep Deprivation and Crash Risk. accessed at https://www.aaafoundation.org/acute-sleep-deprivation-and-crash-risk.
- Fredriksen, K., Rhodes, J., Reddy, R., & Way, N. (2004). Sleepless in Chicago: Tracking the effects of adolescent sleep loss during the middle school years. Child Development 75(1), 84–95.
- Fukuda, K., Ishihara, K., Takeuchi, T., Yamamoto, Y., & Inugami, M. (1999). Classification of the sleeping pattern of normal adults. Psychiatry and Clinical Neurosciences, 53, 141-143.
- Gaina, A., Sekine, M., Kanayama, H., Takashi, Y., Hu, L., Sengoku, K., & Kagamimori, S. (2006). Morning-Evening preference: Sleep pattern spectrum and lifestyles habits among Japanese junior high school pupils. Chronobiology International, 23, 607–621. http://dx.doi.org/10.1080/07420520600650646CrossRefGoogle ScholarPubMed.
- Gao, X. (2022). Research on Expressive Writing in Psychology: A Forty-year Bibliometric Analysis and Visualization of Current Status and Research Trends. Frontiers in Psychology, 13, 917. https://doi.org/10.3389/fpsyg.2022.825626.
- Gardiner, C., Weakley, J., Burke, L. M., Roach, G. D., Sargent, C., Maniar, N., Townshend, A., & Halson, S. L. (2023). The effect of caffeine on subsequent sleep: A systematic review and meta-analysis. Sleep Medicine Reviews, 69, Article number: 101764.

- Goldstein-Piekarski, N., Greer, S. M., Saletin, J. M., & Walker, M. P. (2015). Sleep Deprivation Impairs the Human Central and Peripheral Nervous System Discrimination of Social Threat Andrea. Journal of Neuroscience, 35(28), 10135-10145.
- Guarana, C. L., Ryu, J. W., O'Boyle, E. H. Jr., Lee, J., & Barnes, C. M. (2021). Sleep and self-control: A systematic review and meta-analysis. Sleep Medicine Reviews, 59, Article number: 101514. https://doi.org/10.1016/j.smrv.2021.101514.
- Guarana, C. L., & Barnes, C. M. (2017). Lack of sleep and the development of leader-follower relationships over time. Organizational Behavior and Human Decision, 14, 57-73.
- Hartmann, E., Baekeland, F., Zwilling, G., & Hoy, P. (1971). Sleep need: How much sleep and what kind ? American Journal of Psychiatry, 127, 1001-1008.
- Henderson, A. A., & Horan, K. A. (2021). A meta-analysis of sleep and work performance: An examination of moderators and mediators. Journal of Organizational Behavior, 42(1), 1-19.
- Hershey, T., Hazlett, E., Sicotte, N., Bunney, W. E. Jr (1991). The effect of sleep deprivation on cerebral glucose metabolic rate in normal humans assessed with positron emission tomography. Sleep, 14(2), 155-162.
- Horne, J. A., & stberg, O. (1976). A self-assessment questionnaire to determine morningnesseveningness in human circadian rhythms. International Journal of Chronobiology, 4, 97—110.
- Howard, S. K. (2005). Sleep deprivation and physician performance: Why should I care? Baylor University Medical Center Proceedings, 18(2), 108–112.
- Jessen, N. A., Munk, A. S. F., Lundgaard, I., & Nedergaard, M. (2015). The glymphatic system: a beginner's guide. Neurochemical research, 40, 2583-2599.

- Kahneman, D., Krueger, A. B., Schkade, D. A., Schwarz, N., & Stone, A. A. (2004). A survey method for characterizing daily life experience: The day reconstruction method. Science, 306(5702), 1776-1780.
- Kamal, A. M. (2019). Can Sleep Duration Help Explain Differences in the Happiness Index Across Nations?. Economics, Sciendo, 7(2), 59-67.
- Li, Y., Sahakian, B. J., Kang, J., Langley, C., Zhang, W., Xie, C., ⋯ & Feng, J. (2022). The brain structure and genetic mechanisms underlying the nonlinear association between sleep duration, cognition and mental health. Nature Aging, 1-13.
- Liu, X., (2004). Sleep and adolescent suicidal behavior. Sleep, 27, 1351–1358.
- Liu, X., & Buysse, D. J., (2006). Sleep and youth suicidal behavior: a neglected field. Current Opinion in Psychiatry, 19, 288–293.
- Lo, J. C., Lee, S. M., Teo, L. M., Lim, J., Gooley, J. J., Chee, M. W., (2016). Neurobehavioral impact of successive cycles of sleep restriction with and without naps in adolescents. Sleep 40, 1–13.
- Maric, A., Montvai, E., Werth, E., Storz, M., Leemann, J., Weissengruber, S., Ruff, C. C., Huber, R., Poryazova R., & Baumann C. R. (2017). Insufficient sleep: Enhanced risk-seeking relates to low local sleep intensity. Annals of neurology, 82(3), 409-418.
- Massar, S. A. A., Lim, J., & Huettel, S. A. (2019). Sleep deprivation, effort allocation and performance. Progress in Brain Research, 246, 1-26.
- Monroe, L. J. (1967). Psychological and physiological differences between good and poor sleepers. Journal of Abnormal Psychology, 72, 255-264.
- Milewski, M. D., Skaggs, D. L., Bishop, G. A., Pace, J. L., Ibrahim, D. A., Wren, T. A., & Barzdukas, A. (2014). Chronic Lack of Sleep is Associated With Increased Sports Injuries in Adolescent Athletes. Journal of Pediatric Orthopaedics, 34(2), 129-133.
- Mishima, K., Okawa, M., Hishikawa, Y., Hozumi, S., Hori, H., & Takahashi,

- K. (1994). Morning bright light therapy for sleep and behavior disorders in elderly patients with dementia. Acta Psychiatrica Scandinavica, 89, 1-7.
- Nota, J. A., Coles, M. E., (2018). Shorter sleep duration and longer sleep onset latency are related to difficulty disengaging attention from negative emotional images in individuals with elevated transdiagnostic repetitive negative thinking. Journal of Behavior Therapy and Experimental Psychiatry, 58, 114–122.
- Pagnin, D., de Queiroz V., Carvalho Y. T. M. S., Dutra, A. S. S. Amaral, M. B. & Queiroz, T. T. (2014). The Relation Between Burnout and Sleep Disorders in Medical Students. Academic Psychiatry, 38, 438-444.
- Partin, R. D., Hare, M., Meldrum, R. C., Trucco, E. M. (2022). Sleep problems and self-control: An examination of reciprocal effects across childhood and adolescence. Journal of Criminal Justice, 82, Article number: 101995.
- Pennebaker, J. W., & Beall, S. K. (1986). Confronting a traumatic event. Toward an understanding of inhibition and disease. Journal of Abnormal Psychology, 95, 274–281. doi: 10.1037/0021-843X.95.3.274.
- Pilcher, J. J., & Huffcutt, A. I. (1996). Effects of sleep deprivation on performance: A meta-analysis. Sleep, 19(4), 318–326.
- Sabia, S., Fayosse, A., Dumurgier, J., van Hees, V. T., Paquet, C., Sommerlad, A., Kivimäki, M., Dugravot, A., & Singh-Manoux, A. (2021). Association of sleep duration in middle and old age with incidence of dementia. Nature Communications 12, Article number: 2289.
- Saksvik-Lehouillier, I., Saksvik, S. B., Dahlberg, J., Tanum, T. K., Ringen, H., Karlsen, H. R., et al. (2020). Mild to moderate partial sleep deprivation is associated with increased impulsivity and decreased positive affect in young adults. Sleep, 43, zsaa078.
- Seow, L. S. E., Tan, X. W., Chong, S. A., Vaingankar, J. A., Abdin, E., Shafie, S., et al. (2020). Independent and combined associations of sleep

- duration and sleep quality with common physical and mental disorders: results from a multi-ethnic population-based study. PLoS one [internet], 15(7), 1–17. Available from: https://doi.org/10.1371/journal.pone.0235816.
- Shokri-Kojori, E, Wang, G., Wiers, C. E., Demiral, S. B., Guo, M., Kim, S. W., Lindgren, E., Ramirez, V., Zehra, A., Freeman, C., Miller, G., Manza, P., Srivastava, T., De Santi, S., Tomasi, D., Benveniste, H., & Volkow, N. D. (2018). β-Amyloid accumulation in the human brain after one night of sleep deprivation. Proceedings of the National Academy of Sciences of the United States of America (PNAS), 115(17), 4483-4488.
- Söderström, M., Jeding K., Ekstedt M., & Perski, A. (2012). Insufficient Sleep Predicts Clinical Burnout.," Journal of Occupational Health Psychology, 17(2), 175-183.
- Taub, J. M. (1978). Behavioral and psychophysiological correlates of irregularity in chronic sleep routines. Biological Psychology, 7, 37–53.
- Troser, J. (2019). Which Countries get the most sleep? The Economist. https://www.1843magazine.com/data-graphic/what-the-numbers-say/which-countries-get-the-most-sleep.
- Van Veen, M. M., Lancel, M., ener, O., Verkes, R. J., Bouman, E. J., & Rutters, F. (2022). Observational and experimental studies on sleep duration and aggression: A systematic review and meta-analysis. Sleep Medicine Reviews, 64, Article number: 101661.
- Venkatraman, V., Huettel, S. A., Chuah, L. Y. M., Payne, J. W., & Chee, M. W. L. (2011). Sleep Deprivation Biases the Neural Mechanisms Underlying Economic Preferences. Journal of Neuroscience, 31(10), 3712-3718.
- Vyazovskiy, V. V., Cirelli, C., Pfister-Genskow, M., Faraguna, U. & Tononi, G. (2008). Molecular and electrophysiological evidence for net synaptic potentiation in wake and depression in sleep. Nature Neuroscience,

11, 200-208.
- Walker, M. P. (2009). The role of sleep in cognition and emotion. Annals of the New York Academy of Sciences, 1156, 168-197.
- Walker, M. P. (2018). Why We Sleep: The New Science Of Sleep and Dreams. London, UK: Penguin Books.
- Walker, M. P., & van der Helm, E. (2009). Overnight therapy? The role of sleep in emotional brain processing. Psychological Bulletin, 135(5), 731-748.
- Wehr, T. A. (1992). In short photoperiods, human sleep is biphasic. Journal of Sleep Research, 1(2), 103-107.
- Wild, C. J., Nichols, E. S., Battista, M. E., Stojanoski, B., & Owen, A. M. (2018). Dissociable effects of self-reported daily sleep duration on high-level cognitive abilities. Sleep, 41(12):zsy182. doi: 10.1093/sleep/zsy182.
- Wolfson, A. R, & Carskadon, M. A. (1998). Sleep schedules and daytime functioning in adolescents. Child Development 69(4), 875-887.
- Yen, C. F., King, B. H., & Tang, T. C., (2010). The association between short and long nocturnal sleep durations and risky behaviours and the moderating factors in Taiwanese adolescents. Psychiatry Research, 179, 69-74.
- Zohar, D., Tzischinsky, O., Epstein, R., & Lavie, P. (2005) The effects of sleep loss on medical residents' emotional reactions to work events: a cognitive-energy model. Sleep 28, 47-54.

부 록

1. 수면 로그 용지

2. 팁 요약 모음

부록 1. 수면 로그 용지

날짜	수면 관련 요인(전 날)	수면 시작 시간	수면 종료 시간	수면 시간	중도 각성	수면 품질 평가	주간 기능 수준	낮잠
사전 수면 로그								
(월)								
(화)								
(수)								
(목)								
(금)								
(토)								
(일)								
평균								
(월)								
(화)								
(수)								
(목)								
(금)								
(토)								
(일)								
평균								

사후 수면 로그								
날짜	수면 관련 요인(전 날)	수면 시작 시간	수면 종료 시간	수면 시간	중도 각성	수면 품질 평가	주간 기능 수준	낮잠
(월)								
(화)								
(수)								
(목)								
(금)								
(토)								
(일)								
평균								
(월)								
(화)								
(수)								
(목)								
(금)								
(토)								
(일)								
평균								

날짜	수면 관련 요인(전 날)	사후 수면 로그						
		수면 시작 시간	수면 종료 시간	수면 시간	중도 각성	수면 품질 평가	주간 기능 수준	낮잠
(월)								
(화)								
(수)								
(목)								
(금)								
(토)								
(일)								
평균								
(월)								
(화)								
(수)								
(목)								
(금)								
(토)								
(일)								
평균								

날짜	수면 관련 요인(전 날)	사후 수면 로그						
		수면 시작 시간	수면 종료 시간	수면 시간	중도 각성	수면 품질 평가	주간 기능 수준	낮잠
(월)								
(화)								
(수)								
(목)								
(금)								
(토)								
(일)								
평균								
(월)								
(화)								
(수)								
(목)								
(금)								
(토)								
(일)								
평균								

주간 전술 체크리스트(Weekly Tactics Checklist)							
	/(월)	/(화)	/(수)	/(목)	/(금)	/(토)	/(일)	승률
1. 서캐디언 리듬							
2. 세로토닌 신경 활성화							
3. 멜라토닌 분비							
4. 심부체온							
5. 낮의 교감신경계를 활성화							
6. 밤의 부교감신경계를 활성화							
7. 음주							
8. 혈당							
9. 카페인							
10. 흡연							

부록 2. 팁 요약 모음

【 팁 요약 】

작전3: 서캐디언 리듬(Circadian Rhythm)을 잡아라!

전술1. 맨 먼저 수면 시간부터 스케줄링 하라!

전술2. 생체시계를 매일 리셋하라!

  전술2-1. 중추시계의 리셋

    전술2-1-1. 기상 후 1시간 이내에 햇볕을 쬐어라!

  전술2-2. 말초시계의 리셋

    전술2-2-1. 아침 식사를 하라!

    전술2-2-2. 아침에 한두 잔의 커피를 마셔라!

전술3. 수면-각성 리듬을 확립하라!

  전술3-1. 아침의 기상시간을 고정시켜라!

    전술3-1-1. 취침할 때 아침의 기상시간을 명확히 인지하라!

    전술3-1-2. 수면 부족은 20분 이내의 낮잠으로 해결하라!

    전술3-1-3. 휴일에도 가능하면 늦잠을 자지 마라!

    전술3-1-4. 생체시계를 리셋한 다음에 낮잠을 자라!

    전술3-1-5. 늦잠을 자야 한다면 2시간을 넘기지 마라!

  전술3-2. 밤의 취침시간을 고정시켜라!

    전술3-2-1. 설정한 취침시간 또는 잠이 왔을 때만 침대에 들어가라!

    전술3-2-2. 다음 날 아침에 일찍 일어나야 할 때도 원래 설정한 취침시간에 자도록 하라!

【 팁 요약 】

◀ 작전3-1: 세로토닌 신경을 활성화시켜라! ▶

전술1. 트립토판을 섭취하라!
  전술1-1. 아침에 바나나와 허니 진저 티를 먹어라!
전술2. 오전에 30분 이상 햇볕을 쬐라!
  전술2-1. 창문 커튼을 열어두고 잠을 자라!
전술3. 하루 30분 리듬 운동을 하라!
  전술3-1. 아침에 햇볕을 쬐면서 산책하라!
  전술3-2. 출근할 때 햇빛이 들어오는 길을 걸어가라!

【 팁 요약 】

작전3-2: 멜라토닌 분비를 방해하지 마라!

전술1. 아침에 잠에서 깨어나면 가능한 한 빨리 창가에 가서 10분 동안 햇볕을 쬐라!

전술2. 저녁때는 격한 운동을 피하라!

전술3. 밤에는 집안의 조명을 낮춰라!

　전술3-1. 조명을 낮추는 시간(예를 들어 취침 3시간 전)을 정하라!

　전술3-2. 침실에는 오렌지 등의 난색 계통의 조명기구를 선택하라!

　전술3-3. 밤에는 20~30 럭스 정도의 간접 조명을 사용하라!

　전술3-4. 밤에는 집안에서 선글라스를 써라!

전술4. 취침 2시간 전부터는 스마트폰, 컴퓨터, iPad 등을 사용하지 마라!

전술5. 낮에 햇볕을 쬐는 양을 늘려라!

전술6. 생선, 달걀, 버섯, 셀러리, 피스타치오, 아몬드, 호두 등 멜라토닌 함량이 높은 식품을 섭취하라!

전술7. 취침 전에 명상하는 시간을 가져라!

【 팁 요약 】

작전3-3: 심부체온을 내려라!

전술1. 취침 2시간 전에 40℃의 따뜻한 물로 15분 동안 목욕하라!

전술2. 또는 취침 1시간 전에 40℃의 따뜻한 물로 10분 동안 족욕하라!

전술3. 이른 저녁에는 잠들지 마라!

전술4. 이른 저녁에(오후 8시 이전에) 운동하라!

전술5. 매운 음식은 저녁 식사로 먹어라!

전술6. 침실의 온도는 선선한 상태(15~20℃)로 유지하라!

전술7. 쿨링 아이스팩을 사용하여 머리를 식혀라!

전술8. 통기성이 좋은 베개를 써라!

전술9. 고탄성(고반발) 매트리스를 써라!

전술10. 글리신을 섭취하라!

【 팁 요약 】

◀ **작전3-4: 낮에는 교감신경계를 활성화시켜라!** ▶

전술1. 비운동성 열 생산을 높여라!

- 직장인:

　전술1-1. 사무실 내에서 정기적인 스트레칭과 운동 휴식을 갖는다.

　전술1-2. 엘리베이터 대신 계단을 이용하여 이동한다.

　전술1-3. 회의나 전화 통화 중에는 서서 걸어다니면서 이야기한다.

　전술1-4. 커피나 물을 마시거나 문서를 인쇄할 때마다 일어나서 움직인다.

- 학생:

　전술1-5. 등하교 시에 걸어가거나 자전거를 탄다.

　전술1-6. 수업 후에는 의자에서 일어나서 스트레칭을 한다.

　전술1-7. 쉬는 시간에는 교실 주변을 걸어 다니거나 운동을 한다.

　전술1-8. 숙제나 공부 시간에는 스터디 그룹에 참여하여 활동적으로 공부한다.

- 주부:

　전술1-9. 가사일을 할 때 음악을 틀고 춤을 추면서 활동한다.

　전술1-10. 집안 청소나 정리 정돈을 할 때 빠르게 움직이고, 바닥 청소를 할 때는 근력을 활용한다.

　전술1-11. 장보기나 식사 준비 시간에는 보행이 가능한 거리로 이동하여 걸어 다닌다.

　전술1-12. 가정에서의 다양한 활동(예: 정원 가꾸기, 옷 갈아입기, 청소기 돌리기 등)을 적극적으로 한다.

전술2. 아침에 자연광을 받기 위해 실외 활동을 하라!

전술3. 적절한 운동을 통해 규칙적인 활동 패턴을 유지하라!

【 팁 요약 】

작전3-5: 밤에는 부교감신경계를 활성화시켜라!

전술1. 저녁 식사는 꼭 먹어라!

전술2. 취침 90분 전부터는 뇌를 흥분시키는 오락은 피하라!

전술3. 수면 2~3시간 전에는 과도한 신체적 활동을 피하라!

전술4. 취침 1~2시간 전에 그날에 느낀 부정적 감정을 솔직하게 종이에 적은 후 그 종이를 쓰레기통에 버려라!

전술5. 수면 2시간 전부터는 자극적인 환경을 피하라!

전술6. 스마트폰 사용 시간을 제한하라!

   전술6-1. 처음에는 취침 15분 전에 스마트폰 사용을 중단하는 것으로 시작하라!

전술7. 스마트폰을 침실 밖에 두어라!

전술8. 취침 90분 전에 취침 준비 알람을 설정하라!

전술9. 취침 90분 전에 목욕(또는 족욕, 샤워)을 하라!

전술10. 취침 전에 눈, 목, 천골(薦骨, 선골, Sacrum)을 따뜻하게 하라!

전술11. 마사지를 받아라!

전술12. 신문혈을 눌러라!

전술13. 점진적 근육 이완(PMR)을 사용하라!

전술14. 비파리타 카라니 자세로 요가를 수행하라!

전술15. 잠자기 전에 스트레칭을 실천하라!

전술16. 자율훈련법을 활용하라!

전술17. 유도된 심상을 활용하라!

전술18. 미국 군대식 수면법을 활용하라!

전술19. GABA를 섭취하라!

【 팁 요약 】

작전4-1: 밤에는 다량의 술을 마시지 마라!

전술1. 수면 장애가 있는 사람, 수면제를 복용하고 있는 사람은 술을 피한다.

전술2. 깊은 잠을 못 자는 사람, 수면이 부족한 사람, 피로가 쌓여 있는 사람은 늦은 시간까지(취침 2~4시간 전) 술을 마시지 않는다.

전술3. 술을 마시고 싶어졌을 때는 탄산수 등을 마신다.

전술4. 자기가 숙면할 수 있는 알코올 양을 파악하고 한계량을 넘지 않도록 한다.

전술5. 늦게까지 술을 마셔야 하는 경우에는 다음 날 중요한 일이 없고, 전날에 술을 마시지 않은 날을 선택한다.

전술6. 음주를 가능한 한 이른 시간에 시작한다.

전술7. 잠들기 위해 술을 마신다면 잠자기 직전에 강한 술을 아주 소량만 마시는 것이 좋다(예: 위스키 30~60ml).

전술8. 와인이나 청주(알코올 도수 11~13도)라면 잠자기 100분 전에 180ml 정도만 마신다. 소주(알코올 도수 16도)라면 140ml 정도만, 맥주나 막걸리(알코올 도수 5도)라면 500ml 정도까지만 마신다. 그 이상의 양을 마시는 경우는 취침 3~4시간 전에 음주를 끝낸다.

전술9. 알코올을 마시기 전, 마시는 중, 마신 후에 물, 스포츠 음료(이온 음료), 토마토 주스를 마신다.

전술10. 알코올을 마시기 전, 마시는 중, 마신 후에 당분이 든 식품(과일 등)을 먹는다(꿀물, 오렌지 주스, 식혜 등도 좋다).

전술11. 알코올을 마신 후에는 운동이나 입욕을 피한다.

전술12. 잠자기 전에 알코올을 마실 때는 취침 전에 화장실에 갈 시간을 충분히 확보한다.

전술13. 술을 마실 때 안주를 천천히 잘 씹어 먹는다.

【 팁 요약 】

작전4-2: 혈당을 통제하라!

전술1. 저녁 식사나 야식은 취침 시간의 최소 2시간 전, 가능하면 3~4시간 전에는 끝낸다.
전술2. 저녁 식사가 늦어질 것이 예상될 때는 5~7시쯤에 주먹밥 등으로 탄수화물을 미리 섭취하고, 귀가 후에 단백질이나 야채를 섭취한다.

【 팁 요약 】

작전4-3: 카페인을 통제하라!

전술1. 자정에 잠들고 싶다면, 커피는 오후 3시쯤에 마시는 것을 마지막 한 잔으로 하라!
전술2. 녹차나 홍차의 경우도 잠자기 2시간 전까지만 마셔라!
전술3. 오후에 에너지 드링크를 대량(350ml 이상)으로 마시는 것은 피하라!

【 팁 요약 】

작전4-4: 니코틴을 통제하라!

전술1. 금연하라!
전술2. 취침 직전에는 흡연을 피하라!